DES

VOMISSEMENTS INCOËRCIBLES

PENDANT LA GROSSESSE

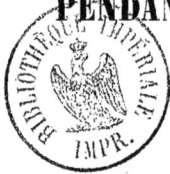

PAR

Le Docteur LEUDUGER-FORTMOREL

LAURÉAT DE L'ACADÉMIE IMPÉRIALE DE MÉDECINE.

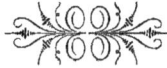

SAINT-BRIEUC

IMPRIMERIE GUYON FRANCISQUE, LIBRAIRE-PAPETIER

4, RUE SAINT-GILLES, 4

1863

PRÉFACE

—◇◇◇—

En publiant cette étude, nous dirons avec Montaigne : « C'est icy un
» livre de bonne foy, lecteur. »

Nous avons essayé, autant que nous le permettaient les moyens
insuffisants qui sont à notre disposition, de tracer un tableau complet de
l'état actuel de la Science sur cette question qui soulève, à un moment
donné, les plus graves problèmes qui puissent assaillir la conscience du
médecin.

La bonne volonté constitue notre seul mérite. Sans avoir la prétention
d'apporter des éléments nouveaux en si grave sujet, nous nous sommes
borné à la simple exposition des faits, nous avons étudié avec tout le soin
possible le chapitre du Traitement, et après avoir mis en présence les
diverses opinions, nous avons motivé la nôtre.

VOMISSEMENTS INCOËRCIBLES

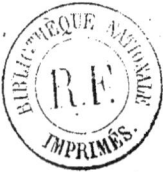

PENDANT

LA GROSSESSE.

—————⸰⸱⸰⸰⸱⸰—————

Judicium difficile.
(Hippocrate. Aph. I.)

DÉFINITION DU SUJET. — DIVISION.

« Les vomissements qui surviennent pendant la grossesse ont, en général, les caractères suivants : leur répétition n'est pas très-fréquente pendant le cours d'une journée ; ils se produisent à des époques assez régulières. Les matières alimentaires sont incomplétement rejetées. Quand elles ont lieu le matin, à jeun, les déjections se composent de mucus ou d'un peu de bile.

» Accidentellement il peut s'y mêler un peu de sang.

» Ajoutons encore que ces vomissements ne produisent ordinairement aucune altération notable soit dans la figure, soit dans la constitution. La nutrition paraît se faire suffisamment ; de plus, ils ne s'accompagnent généralement d'aucune réaction, d'aucun trouble de la santé. Ils ne paraissent constituer qu'un accident passager au milieu d'une bonne santé et, enfin, ils se suppriment spontanément à mesure que la grossesse avance.

» Les vomissements présentant ces caractères sont inoffensifs. Mais malheureusement quelquefois ils se montrent avec d'autres symptômes. Ainsi ils se répètent avec une grande fréquence et à toutes les époques de la journée. Ils sont très-opiniâtres ; ils ont pour conséquence le rejet de la totalité ou de la presque totalité des aliments et même des liquides ingérés dans l'estomac. Et alors apparaissent des phénomènes graves qui proviennent du manque de nutrition. Affaiblissement, amaigrissement notable, altération des traits. » (Laborie. Leçons de M. P. Dubois. Union médic. 1848.)

C'est donc l'exagération d'un symptôme ordinaire de la grossesse qui amène ce cortége de symptômes redoutables que l'on a qualifié de : Vomissements incoërcibles.

Nous ne croyons pas que la dénomination de vomissements incoërcibles, très-généralement appliquée au sujet que nous traitons, soit rigoureusement exacte. Car, si l'on s'en tient au sens propre de l'adjectif, nous verrons amplement dans la suite de cette étude, que bon nombre de ces vomissements méritent à bien plus juste titre l'épithète qui leur a été donnée par les Anglais, *excessive*, que nous devons traduire en français par *opiniâtre*. C'est ainsi d'ailleurs qu'ils furent, dans le principe, dénommés dans notre pays par M. Dubois et les accoucheurs qui les étudièrent ensuite. Nous nous servirons donc indifféremment de ces deux mots pour qualifier ces vomissements qui portent une atteinte grave à la santé de la femme en état de gestation.

« On entend par vomissements incoërcibles pendant la grossesse, disent MM. Littré et Robin dans le dictionnaire de Nysten, des vomissements opiniâtres, rebelles à toutes les médications, qui amènent, au bout d'un certain temps, de la fièvre et un état fort grave, et qui se terminent par la mort, sans qu'aucune lésion de l'estomac ou de l'utérus explique ni la persistance de ces vomissements ni leur conséquence funeste. On en rapproche cependant quelques cas, en petit nombre, où l'affection ayant atteint un très-haut degré de gravité, s'est terminée par une guérison rapide et inespérée, soit spontanément, soit sous l'influence réelle ou présumée d'une médication, ou qui ont été suivis d'avortement spontané. »

Nous pensons que pour donner une définition complète on doit dire : suivis d'avortement spontané *ou provoqué.*

Nous nous rallions à cette sage définition, peut-être un peu longue, mais qui embrasse tout le sujet, sans rien préjuger de l'essence même de la maladie : elle fait connaître, d'une manière simple et claire, ce que, dans l'état actuel de la science, on est convenu d'appeler vomissements incoërcibles pendant la grossesse.

De plus, le cadre que nous avons à parcourir nous est nettement tracé : étudier sous toutes ses formes cette affection désespérante, qui se joue par fois des soins les mieux entendus, sans qu'on puisse le plus souvent en saisir la cause ; faire parallèlement l'histoire de ces autres cas qui, tout en atteignant un très-haut degré de gravité, se sont terminés par une guérison rapide et inespérée ; enfin tirer, s'il est possible, de l'ensemble des faits, du rapprochement des opinions, un enseignement capable de guider le médecin dans un des cas les plus difficiles de la pratique de son art.

ALTÉRATIONS ANATOMIQUES.

Les autopsies que l'on a pu faire dans les cas de vomissements opiniâtres sont peu nombreuses, surtout si nous faisons abstraction des faits qui présentaient des complications graves.

Elles ont toutes été négatives ou ne révélaient que des causes tellement insignifiantes et diverses qu'il était impossible d'en tirer une conclusion. Voici d'ailleurs les plus intéressantes :

M. P. Dubois a cité à l'Académie de Médecine le fait suivant (1) :

Obs. I. — Un de nos confrères de Paris, M. le docteur Henri de Sémur, réclama mes conseils, il y a quelques années, pour une pauvre mère de famille enceinte, dont la grossesse, parvenue alors au troisième mois à peu près, avait été, dès le début, troublée par des vomissements excessifs.

Ces accidents avaient résisté à toutes les médications employées pour y mettre un terme. Lorsque je vis cette malade, elle venait de passer une journée et une nuit, pendant lesquelles les vomissements avaient redoublé de violence ; et notre confrère fut frappé de l'altération profonde et rapide qui, depuis la veille, s'était produite dans ses traits ; elle se plaignait d'une vive douleur de tête, d'un peu de trouble dans la vue, et ses idées n'étaient plus très-lucides.

Je fis part à notre confrère et à la famille des craintes sérieuses que son état m'inspirait, et dans l'espérance, très-faible il est vrai de prévenir une mort qui me paraissait inévitable, si la malade était abandonnée aux seules ressources de la nature, je proposai la provocation de l'avortement.

La malade et sa famille l'acceptèrent, et dans la journée même une bougie emplastique fut introduite sans difficulté et presque sans douleur

(1) P. Dubois. Union médicale. 1852, p. 161.

dans la cavité utérine, je voulais seulement décoller une partie de l'œuf et donner lieu à une hémorrhagie intérieure qui provoquerait plus tard des contractions utérines; replacée dans son lit, la malade éprouva quelques heures après une amélioration sensible.

Lorsque je la revis le soir, elle avait passé une journée assez calme, elle avait pu boire et conserver ce qu'elle avait bu, et elle n'éprouvait alors que des douleurs lombaires, celles-ci prirent très-distinctement le caractère de douleurs utérines, et, en effet, le fœtus et une partie de ses annexes furent expulsés ; les souffrances avaient été presque continues et très-vives, et une quantité modérée de sang s'était écoulée.

Le travail avait paru s'accomplir si simplement, que notre confrère, M. Henry, qui avait passé la nuit auprès de sa malade, la quitta à cinq heures du matin sans concevoir la moindre appréhension. Cependant, vers le matin, la figure de la malade subit une altération soudaine et profonde, et elle tomba dans une prostration qui inspira les plus vives et les plus légitimes inquiétudes. M. Henry et moi nous fûmes immédiatement appelés ; à mon arrivée je trouvai cette pauvre femme dans une situation à peu près désespérée. Je commençai par extraire quelques débris du délivre restés dans le vagin, et nous nous empressâmes d'employer nous-mêmes les moyens qui nous parurent le plus propres à ranimer cette vie prête à s'éteindre, mais ce fut en vain, la malade expira dans la journée.

L'autopsie, à laquelle les parents consentirent, ne révéla aucune lésion qui pût expliquer ni les vomissements ni la mort.

Obs. II. — Un autre cas a été communiqué à M. P. Dubois par M. Blot, qui l'avait observé à l'Hôtel-Dieu de Paris, en 1846, dans le service de M. Caillard. Il s'agissait d'une jeune femme de 25 ans, qui succomba vers le quatrième mois de sa grossesse. L'autopsie fut faite et aucune lésion organique ne fut constatée (1).

Obs. III. — Louise Geyer, âgée de 28 ans, fut prise de vomissements qu'elle attribuait à un excès de travail. Malgré toutes les médications, ces vomissements persistèrent. Enfin, la femme expira quatre mois après

(1) Fabre. Thèse. Paris, 1855.

son entrée à l'hôpital, six mois. après la cessation. des règles. L'autopsie ne révéla d'autre lésion que la torsion du cordon ombilical (1).

Obs. IV. — Une femme âgée de 29 ans, enceinte depuis six semaines, éprouva un violent mal de mer à son passage de Dublin à Liverpool. L'irritabilité de l'estomac augmenta continuellement, et à son arrivée à Londres, au commencement de juillet 1839, cette femme ne gardait plus rien qu'un peu d'eau-de-vie et d'eau. L'acide prussique, les boissons gazeuses ; le calomel, l'opium, les sangsues, les substances emplastiques à la région de l'estomac et à celle de l'utérus , enfin tous les traitements furent sans succès. L'amaigrissement était si prononcé , la fièvre si intense , le 23 juillet, qu'il était évident que cette femme n'en échapperait pas. Le docteur Merriman et M....., qui la voyaient en même temps que moi, conseillèrent la créosote et enfin l'avortement, si ce médicament n'avait pas d'effet. Pour prouver la gravité de cette opération , M. Merriman nous parla d'un cas de vomissements pour lequel un célèbre accoucheur avait pratiqué l'avortement; cette opération, dont l'issue fut fatale , lui avait été beaucoup reprochée. Le 24 juillet , les symptômes étant encore plus alarmants , je fis la ponction des membranes, le liquide s'écoula. J'administrai dans la journée du calomel, de l'opium, du carbonate de soude, de l'acide. prussique, un emplâtre sur l'estomac , mais sans succès. L'œuf fut expulsé le 27 juillet avec une grande abondance de caillots sanguins ; la malade s'éteignit rapidement et mourut peu d'heures après.

Autopsie : L'estomac, les intestins et les autres viscères étaient sains; point de lésion pathologique des membranes de l'œuf (2).

M. Guéniot rapporte l'observation suivante qui lui a été communiquée par M. le docteur Lancereaux (3) :

Obs. V. — *Vomissements incoërcibles pendant la grossesse.* — *Mort par inanition.* — *Autopsie négative.*

(1) Forget. Gaz. méd. de Strasbourg. 1847.
(2) Robert Lee. Clinical midwifery.
(3) A. Guéniot. Thèse de concours. Paris , 1863.

X..... Poty, domestique, âgée de 31 ans, entre à l'hôpital le 20 mars ; cette femme a déjà eu plusieurs enfants ; ses grossesses et ses couches ont été heureuses.

Elle se dit enceinte de deux mois et demi à trois mois, et vomit depuis quinze jours ou trois semaines. Elle est maigre, sa physionomie indique la souffrance. Elle accuse un malaise général.

L'examen de chacun des organes en particulier ne révèle aucune altération appréciable. L'utérus est développé, l'abdomen un peu douloureux, ainsi que l'épigastre. La langue est rouge à la pointe, un peu chargée à la face dorsale ; le pharynx est également rouge. La malade n'a pas d'appétit ; elle se plaint de diarrhée, ses selles sont quelquefois sanguinolentes. Quant aux vomissements, ils sont glaireux, bilieux et parfois alimentaires. Le pouls est fréquent (95 à 100 puls.) et assez régulier. La respiration est à peu près normale. Il n'y a pas d'indice de tuberculisation pulmonaire.

Après quelques jours d'expectation, on ordonne à la malade 2 ou 3 grammes de bicarbonate de soude. Les vomissements persistent, l'amaigrissement progresse. Le pouls monte à 120. On prescrit un vésicatoire à l'épigastre ; le pouls diminue de fréquence et l'on observe pendant quelques jours une légère amélioration ; mais les symptômes reparaissent bientôt, malgré l'usage de la poudre d'écrevisse et de l'extrait thébaïque. L'épuisement est de plus en plus marqué et l'on compte, les 8, 9 et 10 mai, jusqu'à 140 pulsations à la minute.

A cette date, les vomissements cessent, mais la malade tombe dans un état de dépression voisin du coma. Elle a du délire, elle comprend à peine la question qu'on lui fait et ne peut pas y répondre.

Le 11 mai, il est à peu près impossible de compter le nombre des pulsations.

Le 12, le pouls a un peu plus de force, sa fréquence diminue, et on peut compter 130 pulsations environ. On évalue à 20 ou 24 le nombre des inspirations par minute. La langue, jusqu'alors restée rouge, se couvre d'un enduit visqueux.

Le 13, la malade, étendue sur le dos, peut à peine murmurer quelques paroles inintelligibles. La maigreur est excessive, 130 pulsations, 22 ins-pirations.

Le 14, même état. Somnolence et léger délire ; même fréquence du pouls ; sécrétion buccale épaisse et visqueuse ; selles diarrhéiques involontaires.

Le 15, elle meurt dans la soirée. L'opération césarienne est pratiquée, le fœtus est vivant, on peut voir quelques battements du cœur et constater qu'il a de 4 à 5 mois.

Autopsie le 17 mai. — Cerveau. — Il est sain partout, sa substance est un peu molle. On observe un peu d'injection sur quelques points.

Poumons. — Le sommet des poumons ne présente rien de particulier. Il y a un peu d'œdème à la base des lobes inférieurs.

Cœur. — Légère hypertrophie du ventricule gauche : on rencontre deux petits caillots bruns dans le ventricule droit.

Estomac. — Il offre, en quelques points seulement, une légère arbo-risation ; sa muqueuse ne présente pas plus d'altération que celle des autres parties du tube digestif.

Les autres organes sont en bon état, le foie est seulement un peu gros, ses cellules sont développées ; l'utérus n'offre rien de particulier. Atrophie considérable du système musculaire et du tissu cellulo-œdipeux.

La mort paraît donc avoir eu lieu par inanition consécutive aux vomisse-ments incoërcibles.

Obs. VI. — Nous avons été appelé une fois, alors que nous étions mé-decin de la direction divisionnaire des affaires arabes de la province d'Oran, à faire l'autopsie d'une femme morte à la suite de vomissements opiniâtres. Les gens du douar accusaient le mari d'avoir causé la mort de sa femme par un empoisonnement lent. Nous dûmes éclairer la justice militaire.

Arrivé sur les lieux, après renseignements pris, nous ne doutâmes pas de la cause réelle de la mort. Cependant nous procédâmes à l'autopsie. Cette femme, âgée d'environ 23 ans, primipare, présentait une maigreur sque-lettique ; tous les organes de la poitrine furent trouvés parfaitement sains ; il en était de même de ceux de l'abdomen, seulement la masse intestinale avait un volume beaucoup moindre qu'à l'état normal ; l'estomac était aussi manifestement plus petit et ne contenait que quelques fragments d'écorce de racine de grenadier, qu'on avait effectivement fait prendre à cette femme quelques instants avant sa mort. L'utérus contenait un fœtus d'environ trois mois, et, malgré des recherches attentives, nous ne pûmes découvrir aucune lésion.

Le cerveau ne fut pas examiné.

Il est inutile de mentionner, parmi les altérations anatomiques, celles qui ne sont uniquement que le fait de l'inanition. Ainsi, atrophie extrême du système musculaire et du tissu cellulo-adipeux, diminution du calibre des intestins et de l'estomac.

Pour offrir un tableau complet, nous devons présenter les diverses altérations trouvées lors des autopsies faites à la suite de mort par vomissements opiniâtres. Elles sont remarquables par la diversité des lésions, et l'on est souvent amené à se demander si le vomissement n'a pas été par fois un phénomène secondaire, comme cause de mort ; et certainement, l'examen, *post-mortem*, n'a encore pu jeter aucune lumière sur le sujet qui nous occupe.

Nous diviserons ces lésions en deux groupes : 1° Celles qui ont trait à l'utérus et à ses annexes ; 2° celles qui ont été observées dans les autres organes.

Dance cite le résultat de deux autopsies (1).

Obs. VII. — Sophie Pépin, âgée de 21 ans, primipare, entra à l'Hôtel-Dieu le 15 avril 1826. Les règles étaient suspendues depuis trois mois et demi, et les vomissements duraient depuis deux mois ; les boissons même étaient rejetées sans presque séjourner dans l'estomac. Cette femme mourut le 2 juin. L'autopsie fit reconnaître une inflammation non équivoque de la membrane caduque, des concrétions pseudo-membraneuses, d'une ligne d'épaisseur, à la surface externe des membranes, et une couche de pus concret entre le placenta et l'utérus. L'estomac ne présentait aucune altéra-

(1) Dance. *Répertoire général de physiol. et d'anat. path.* 1826.

tion notable. Le fœtus paraissait avoir vécu autant que la mère : son épiderme ne se détachait pas, ses chairs étaient fermes.

Obs. VIII. — Dans la seconde, il s'agit encore d'une primipare de 20 ans. Elle succomba au commencement du cinquième mois ; les vomissements avaient eu trois mois et demi de durée. À l'autopsie, on remarqua que les parois de la matrice avaient à peine une ligne et demi d'épaisseur et présentaient une mollesse insolite, accompagnée d'un engorgement sanguin.

Obs. IX. — M. P. Dubois a rapporté l'observation d'une malade qui succomba dans le service de M. Chomel. (1)

Cette femme était enceinte pour la quatrième fois et parvenue à la fin du deuxième mois environ de cette nouvelle grossesse. Elle était tourmentée de vomissements qui s'étaient manifestés dès les premiers jours de la gestation, et qui, très-fréquents et très-intenses, avaient pour résultat le rejet de presque tous les aliments solides ou liquides. La peau était sèche et le pouls fébrile. Ayant appliqué la main sur l'hypogastre, je fus frappé de la vive sensibilité de l'utérus. Le toucher vaginal me permit de reconnaître que la région inférieure de cet organe était également douloureuse, il y eut en conséquence quelque raison de penser qu'une phlegmasie utérine compliquait la grossesse, et que cette condition pathologique pouvait n'être pas étrangère aux vomissements dont souffrait cette malheureuse.

Cependant, en raison de quelques circonstances exceptionnelles, et surtout d'un écoulement sanguin qui eut lieu par la vulve, on présuma que cette femme n'était pas enceinte, et pendant quelque temps on crut à une simple métrite. Un traitement antiphlogistique fut institué sur ce diagnostic.

Les vomissements n'en persistèrent pas moins avec beaucoup d'intensité, et malgré le nombre et la variété des moyens qui furent employés pour les calmer, le mal fit des progrès rapides, et la malade succomba un mois et demi après son entrée à l'hôpital.

L'autopsie eut lieu, elle ne révéla aucune lésion significative dans la plupart des organes qui furent examinés.

(1) P. Dubois. Union médicale. 1852.

Cependant, l'utérus qui fut soumis à mon examen, contenant encore le produit de la conception, renfermait deux fœtus qui n'avaient dû cesser de vivre qu'au moment même où la mère avait succombé.

Sur la face externe de la membrane caduque, il était facile de reconnaître des plaques de pus concret assez étendues et disséminées à la périphérie de l'œuf.

M. Nonat a rapporté avec beaucoup de soins une observation de vomissements incoërcibles suivis de mort. Il put faire l'autopsie.

Obs. X. — Le 2 février 1852, (1) est entrée à la Pitié une femme de 38 ans, marchande des quatre saisons, fortement constituée, assez bien musclée, chargée de graisse, ayant les téguments d'un pâle blafard; face grippée. Elle se plaint d'être épuisée par des vomissements incessants.

Elle a eu neuf enfants, tous à terme; elle les a tous nourris; le dernier, il y a deux ans; elle l'a nourri jusqu'il y a deux mois; n'a jamais fait de maladie. Ses règles, apparues pour la première fois à 17 ans, n'ont jamais cessé d'être régulières. Cependant depuis deux ans, depuis sa dernière couche, elles ne sont pas revenues. N'a jamais eu de leucorrhée.

Dans les premiers jours du mois de janvier dernier, elle est prise de vomissements aqueux, un peu aigus le premier jour, mais pas amers, dit-elle. Comme elle vomit plus fréquemment de jour en jour, elle entre dans le service de M. Requin, à la Pitié, le 8 janvier. On lui donne de l'eau de Seltz et quelques pédiluves. Elle ne cesse pas de vomir les aliments solides, surtout la viande; les bouillons sont bien supportés, les potages moins bien. Elle sort au bout de dix jours, quoique n'allant pas beaucoup mieux.

Chez elle, les vomissements deviennent plus fréquents encore; elle est prise d'un dégoût de tout ce qui est aliment gras; ses forces tombent; bientôt les boissons mêmes sont rejetées par la bouche. Des douleurs se montrent dans le creux de l'estomac; une soif assez vive la tourmente, mais ne peut être satisfaite sans réveiller les vomissements. Les urines deviennent de plus

(1) Gazette des Hôpitaux. 1852.

en plus rares, épaisses, rouges, dit-elle; les selles manquent depuis huit jours; le sommeil est troublé, elle ne se plaint cependant ni de fièvre, ni de maux de tête.

Le jour de son entrée, nous la trouvons en proie à des efforts de vomissements pénibles et rendant par la bouche tout ce qu'elle ingère, se plaignant de douleurs vives dans l'épigastre; la pression et la percussion l'exaspèrent; mais celle-ci ne révèle point de désordres appréciables. Le ventre est flasque, ni tendu, ni balonné, quoique doùloureux à la pression. On trouve au-dessus du pubis une tumeur qui paraît dépendre de l'utérus. La langue est d'un rose pâle avec un faible enduit blanchâtre sur le dos, rouge à la pointe et sur les bords. Pas de soif vive; la malade appréhende de boire; inappétence, pesanteur, chaleur à l'épigastre. La percussion de la région stomacale ne découvre rien d'anormal; mais elle cause de vives douleurs, surtout au niveau du grand cul-de-sac, douleurs qui s'irradient dans les hypocondres; elle vomit tout ce qu'elle ingère, même les liquides; l'eau de Seltz cependant est supportée. Le foie est normal, ne dépasse pas le rebord des côtes; la palpation n'y éveille pas de douleur. Les urines sont rares et brunâtres, sans dépôt aucun. Il n'y a point de selles depuis huit jours.

Le cœur n'offre rien de particulier; les pulsations sont faibles, petites, 88-90 par minutes. La chaleur est normale. La respiration se fait bien. L'intelligence est nette. — Eau de Seltz, 12 sangsues sur l'épigastre.

Le 3, le toucher vaginal permet à M. Nonat de constater l'existence d'une tumeur dans l'utérus, mais qui évidemment est physiologique : il déclare que cette femme est enceinte. Les douleurs à l'épigastre persistent; les vomissements sont moins fréquents; la malade supporte quelques cuillerées de bouillon. — Saignée de 90 grammes, un quart de lavement laudanisé, eau de Seltz, bouillon et potages.

Le 4, les vomissements, suspendus pendant la journée, reviennent le soir avec autant d'intensité. Les potages surtout ne sont pas supportés. — Cataplasme laudanisé sur le ventre, lavement émollient; le reste *ut supra*.

Les 5 et 6, des efforts fatigants accompagnent les vomissements; la face se congestionne et exprime une anxiété très-grande; elle ne rend que l'eau qu'elle a bu et quelques aliments non digérés. — Magnésie calcinée; *ut supra* le reste.

Le 8, point d'amélioration. — Vésicatoire sur l'épigastre.

Le 9, les vomissements persistent ; ils sont surtout aqueux ; la malade n'ingère d'ailleurs rien de solide. Constipation. — Glace, lavement émollient, saignée de 90 grammes, un quart de lavement laudanisé, bouillon et potages.

Le 10, elle a moins vomi ; les efforts aussi ont été moins violents. Le sang de la saignée est diffluent comme de la gelée de groseilles, sans sérum ni couenne. — *Ut supra*, sauf la saignée.

Le 11, les vomissements éveillent des douleurs très-vives à l'épigastre, dans le ventre et dans les flancs aux attaches diaphragmatiques ; la malade les compare aux douleurs de l'enfantement ; insomnie. — 15 sangsues sur l'épigastre, *ut supra* le reste.

Le 12, un peu de soulagement, quoique vomissant toujours ; il n'y a ni accélération du pouls, ni chaleur à la peau. Les forces sont bien diminuées ; la pâleur livide des téguments est plus prononcée. — 15 sangsues ; *ut supra*.

Le 13, elle a peu vomi ; les nausées sont fréquentes ; mais des douleurs à l'épigastre ; pas de selles ; elle supporte mieux les potages. Pouls petit, dépressible, 84 ; chaleur normale. — Saignée de 60 grammes.

Le 14, nausées, vomit moins souvent, très-peu de douleur à l'épigastre, pas de selles ; elle est bien faible, peut à peine s'asseoir dans son lit. — *Ut supra*, moins la saignée.

Le 17, la malade se plaint d'avoir des coliques. Pas de selles. Elle ne vomit que le matin son bouillon, mais le supporte mieux dans la journée ; ne vomit pas la nuit, où elle ne prend que de l'eau de Seltz. — Onctions sur le ventre avec la pommade belladonée ; cataplasmes, *ut supra*.

Le 19, même état ; moins de coliques ; pas de selles. — *Ut supra*, avec un peu de suc de viande.

Le 23, des nausées ; a vomi dès qu'elle avait sucé une portion de côtelette ; supporte à peine quelque peu de bouillon. Coliques vives ; gargouillement dans le ventre. Ne peut plus sucer de viande. A peine supporte-t-elle quelques cuillerées de bouillon.

Le 25, se plaint de voir trouble quelquefois, d'avoir des éblouissements, des tintements dans les oreilles. Les pupilles sont médiocrement dilatées, peu mobiles ; le pouls est misérable, dépressible ; la chaleur de la peau à peu près normale ; la faiblesse bien grande ; à peine peut-elle se tenir assise ; vomit toujours le matin une partie du bouillon qu'on lui donne. — Suppression des onctions de belladone ; un bain ; *ut supra* le reste.

Le 1er mars, n'a plus d'éblouissements ; vomit encore ses bouillons et potages ; ne peut pas supporter de jus de viande, n'a pas même désir de manger ; faiblesse excessive ; yeux cernés et enfoncés dans les orbites. — Vésicatoire sur l'épigastre ; *ut supra*.

Le 4, même état. — Un bain.

Le soir, en la portant du bain dans le lit, elle a été prise d'une perte de connaissance qui a duré quelques minutes. Depuis lors elle ne peut plus parler. La prostration est excessive ; elle répond par un faible signe de tête aux questions qu'on lui adresse. Les mouvements volontaires persistent, mais elle peut à peine les exécuter. Point de convulsions ; résolution des membres. La sensibilité est intacte ; la vue éteinte à peu près ; les pupilles contractées, immobiles, la face grippée. Le pouls est misérable, filiforme ; à peine le peut-on sentir. La chaleur normale ; la respiration se fait bien ; elle a des nausées continuelles, vomit peu cependant, si ce n'est lorsqu'on la force à boire, même de l'eau de Seltz. Ne supporte plus rien ; la glace même est rejetée de temps en temps. — Sinapismes aux extrémités inférieures ; julep diacodé et éthéré.

La nuit est agitée ; elle a du délire, et tombe dans un coma profond avant de mourir, le 5 mars.

Autopsie, 36 heures après le décès.

Le cadavre paraît moins émacié que pendant les derniers moments de la vie. La roideur des membres est peu prononcée.

Cerveau. — Après avoir enlevé la voûte osseuse du crâne et la dure-mère, on trouve le feuillet viscéral de l'arachnoïde soulevé par une sérosité citrine qu'il est facile de faire fluer en tout sens, et qu'on voit s'accumuler surtout dans les sillons qui séparent les circonvolutions cérébrales. Un liquide de même nature s'échappe du rachis sous la forme d'un léger suintement, après la section transversale du bulbe à son union avec la moëlle épinière ; enfin elle remplit les ventricules cérébelleux et latéraux , où elle est limpide, transparente comme l'eau de roche , surtout dans l'étage inférieur des derniers. Il serait aisé d'en recueillir une cuillerée dans chacun de ceux-ci. La substance cérébrale est d'une consistance normale ; les coupes en laissent des surfaces plus humides qu'à l'ordinaire , comme aussi plus piquetées de rouge.

Thorax. — Les poumons sont sains ; le cœur me paraît plus petit que dans l'état normal, mais il ne présente rien d'anormal. Les séreuses sont saines.

Abdomen. — La paroi abdominale , le grand épiploon et le mésentère sont chargés de graisse en quantité plus considérable qu'on ne l'aurait supposé pendant la vie. L'estomac , parfaitement sain , est distendu par un peu de liquide qui n'est que de l'eau trouble. Les intestins n'offrent rien d'anormal. Des matières dures sont arrêtées dans le cœcum. Le foie est un peu volumineux , dépasse l'hypochondre droit d'environ six centimètres ; sa coupe est grasse, mais il ne présente pas d'autre anomalie. La vésicule est distendue par de la bile peu épaisse. La rate et les reins sont sains.

L'utérus est distendu par un œuf régulièrement développé d'environ trois mois , et remplissant le bassin. Le fœtus est bien conformé ; il présente le bassin au col de la matrice. Les annexes de l'utérus n'offrent rien d'anormal à gauche ; mais à droite je trouve, entre la trompe et le ligament rond intacts, un cordon qui s'élève au-dessus du détroit supérieur, et qui donne insertion à une tumeur simulant une anse intestinale et paraissant faire suite au cœcum lui-même , au-dessous duquel elle se trouve immédiatement. Cette tumeur , du volume d'un fort poing , occupe l'aileron moyen, la place même de l'ovaire ; elle contient une masse solide nageant dans un liquide ; l'incision de ses parois, qui ont à peu près l'épaisseur de la peau, donne issue à un liquide séro-purulent, blanc-jaunâtre, pouvant être évalué à environ 60 grammes et renfermant des grumeaux jaunâtres qui ne sont que des mucosités avec de la matière grasse. Dans ce liquide baigne une masse compacte, solide, du volume d'une demi-orange, en forme de ménisque convexe, ayant l'aspect de la cire blanche, mollasse, qui fond entre les doigts. Le microscope n'y découvre que des débris de cellules épithéliales , et d'autres entières, globulaires, qui ne paraissent pas différer des cellules adipeuses ordinaires.

La face plane de cette masse adipocireuse est recouverte par des mèches de poils entremêlés qui pénètrent par une ou les deux extrémités dans la matière grasse.

Dans deux cas on a trouvé des tumeurs fibreuses dans les parois de la matrice : l'un des cas est cité par Lobstein (1) ; l'autre, par le docteur Charles Clay. Voici le fait de ce dernier observateur (2).

Obs. XI. — Une dame, qui s'était mariée tard, résidant passagèrement chez une amie, à Stockport, fit appeler M. Clay pour des vomissements incessants. Malgré les médications les plus diverses, tous les accidents persistèrent jusqu'à la fin du septième mois de la grossesse, sans amélioration apparente. Le docteur Radfort lui apporta le secours de sa longue expérience, mais sans avantage pour la malade. L'accouchement prématuré était regardé comme la seule chance, et l'on était sur le point d'y avoir recours, lorsqu'il survint spontanément après le septième mois révolu. Le fœtus, du sexe masculin, était légèrement putréfié. L'état d'épuisement de la patiente était très-grand, et le soulagement qu'elle éprouva ne fut que momentané ; quelques heures après, ses forces étaient tombées d'une manière sensible, et la mort arriva le second jour des couches. L'examen cadavérique, fait avec soin par lui et deux de ses confrères, ne fit rien découvrir qui pût expliquer la cause de la mort et des symptômes morbides qui avaient existé pendant la vie. Ils trouvèrent seulement, dans les parois de l'utérus, trois ou quatre petites tumeurs, les plus grosses du volume d'une bille, situées vers le fond de l'organe, faisant un peu saillie en dedans ; il n'y avait rien autour de ces tumeurs qui pût rendre compte des symptômes, si ce n'est que leur présence a bien pu contribuer à développer l'irritabilité de l'utérus à mesure qu'il se développait par les progrès de la grossesse.

L'oblitération du col a été signalée deux fois : dans un cas, M. Depaul s'aperçut, au moment où il s'apprêtait à donner des douches pour détermi-

(1) Lobstein. Ouvrage sur le grand sympathique. Paris, 1823.
(2) Ch. Clay. Gaz. hebd. 13 nov. 1857.

ner le travail, que la femme avait le col oblitéré, l'hystérotomie vaginale fut pratiquée, la femme succomba.

L'autre observation appartient à Lobstein (1).

Obs. XII. — Une femme de bonnes mœurs, se maria à 42 ans et devint enceinte peu de temps après pour la première fois. Atteinte de vomissements incoërcibles, elle mourut au cinquième mois de sa grossesse, au milieu de véritables tortures et dans un état de marasme avancé. A l'autopsie, on trouva le col de la matrice dur et parfaitement clos, ce qui avait mis obstacle aux tentatives que j'avais faites pour exciter l'avortement.

Comme altérations trouvées dans le tissu utérin, nous citerons encore le fait suivant, observé par M. Taurin, et cité par M. Guéniot (2).

Obs. XIII. — *Vomissements incoërcibles.* — *Accouchement prématuré spontané.* — *Mort.*

Z. Engr......, âgée de 27 ans, tisseuse en drap, entre à la Clinique d'accouchements le 2 mars 1863. Cette femme, de constitution moyenne, a toujours eu une bonne santé. Elle a été réglée à l'âge de 17 ans ; les règles, d'abord irrégulières, ont ensuite paru avec une grande régularité ; elles duraient deux à trois jours par mois. Elle se croit enceinte de sept à huit mois ; la dernière apparition des règles aurait eu lieu le 8 juin 1862.

Z. Engr..... a continué d'exercer sa profession de tisseuse pendant les trois à quatre premiers mois de sa grossesse ; cette profession, très-fatigante, l'obligeait à appuyer fortement le ventre sur un gros cylindre de bois ; elle dut cesser son travail parce qu'elle éprouvait une vive douleur à l'épigastre, qui s'accompagnait de vomissements assez opiniâtres. La douleur cessa et les vomissements devinrent moins fréquents quand la malade eut quitté sa profession.

Elle vint alors à Paris dans le courant de novembre 1862 ; les vomis-

(1) Loc. cit.
(2) Loc. cit,

3

sements se répétaient encore tous les deux ou trois jours , mais ils étaient peu abondants. Deux mois se passèrent ainsi. Vers la fin de janvier 1863, les vomissements redevinrent plus fréquents et plus opiniâtres que jamais ; cette malheureuse femme voyant qu'il ne survenait aucune amélioration, vint enfin à la Clinique, le 2 mars 1863.

État actuel : Maigreur extrême ; mauvais état moral : la malade pleure et raconte qu'elle a eu beaucoup de chagrin, qu'elle en a encore et que tout cela lui a fait bien du mal. Elle dit qu'elle perd la mémoire ; elle a, en effet, de la peine à préciser les dates des faits que nous venons de relater. Absence complète de fièvre. Depuis six semaines, elle vomit tous ses aliments, elle vomit même quand l'estomac est à l'état de vacuité. Elle a faim mais elle n'ose manger dans la crainte de vomir. Sensibilité assez vive de l'épigastre.

Le ventre est développé comme dans une grossesse de sept mois et demi. On perçoit nettement les bruits du cœur fœtal. Le col utérin est long, ramolli, l'orifice externe fermé. On sent le sommet de la tête du fœtus qui se présente au détroit supérieur.

3 mars. — Après un examen attentif de la malade, M. Depaul reconnaît un cas de vomissements incoërcibles, ne venant pas cependant à l'époque habituelle de la grossesse. Il institue le traitement suivant : solution de sirop de groseilles avec eau de Seltz ; eau de Spa ; deux portions d'aliments ; une côtelette en supplément.

4 mars. — Depuis la visite de la veille, la malade a vomi de 18 à 20 fois. A la visite du soir, nous la trouvons assise sur son lit et faisant des efforts considérables pour vomir ; ces efforts amènent le rejet de matières liquides, d'une couleur jaune feuille morte avec des stries de sang qui paraît venir de la gorge. Elle a déjà vomi tout ce qu'elle a mangé pour son déjeuner et son dîner, et parmi les matières vomies, on reconnaît très-bien les différents aliments non digérés. — Même traitement, de plus, une pilule d'opium.

5 mars. — La malade est sans fièvre. Elle appréhende de manger. Les vomissements persistent, elle a toujours des efforts sans vomissements, surtout pendant la nuit. — Même traitement.

6 mars. — La malade accuse une douleur vive à l'épigastre et vers les fausses côtes. Soif vive; pouls normal. Elle vomit toujours. — Vésicatoire de 10 centimètres de diamètre à l'épigastre; une bouteille de bière; eau de Spa; une pilule d'opium; un lavement d'eau de guimauve pour combattre une constipation légère.

7 mars. — La malade a été soulagée par le vésicatoire; elle demande à manger. La nuit a été calme, elle n'a pas eu d'efforts de vomissements. — Même traitement.

8 mars. — Elle est moins bien; douleur plus vive à l'épigastre; elle a vomi tous les aliments, mais n'a pas eu d'efforts pour vomir quand l'estomac était à l'état de vacuité.

Le soir, état fébrile, le pouls à 92-96; bouche sèche; céphalalgie, agitation. Nuit agitée, avec nausées fréquentes et vomissements de matières liquides jaunâtres. — Même traitement.

9 mars. — Il ne survient aucun changement.

10 mars. — Il y a un peu d'amélioration; facies meilleur; pas de fièvre. La malade a moins vomi, elle accuse une douleur au-dessous du sein droit, qui n'augmente pas par la pression.

Dans la journée, il survient des vomissements opiniâtres et la douleur du côté disparaît. — Même traitement.

11-12 mars. — Elle vomit tous ses aliments; bouche acide; pouls bon. — Même traitement, sauf la pilule d'opium qui est supprimée.

13 mars. — Même état. — On applique un deuxième vésicatoire sur l'épigastre.

Le soir, à six heures, il survient des douleurs utérines, le travail commence.

14 mars. — La rupture des membranes a lieu à deux heures du soir; à trois heures, la dilatation du col est complète, et à quatre heures la malade accouche d'une fille faible, pesant 2 kilogrammes. Pas de vomissements; état général bon.

15 mars. — Elle est bien, n'a pas vomi. Groseilles deux pots.; deux potages.

16 mars. — Dans la soirée survient un frisson avec sept à huit vomissements.

17 mars. — Fièvre, pouls à 116; ventre plat, douloureux au niveau de l'utérus; l'épigastre est toujours sensible; nausées, éructations; facies triste; commencement de sécrétion laiteuse. — Frictions mercurielles sur le ventre; potion avec 1 gr. 50 d'alcoolature d'aconit; deux pilules d'opium; diète.

Pendant la nuit, agitation, nausées et vomissements verts.

18 mars. — État de souffrance générale; 120 pulsations; diarrhée; ventre peu développé, souple, moins douloureux à la pression dans la région sous-ombilicale; l'épigastre est aussi moins douloureux. — Même traitement.

L'enfant va bien.

19 mars. — Moins de diarrhée, deux selles seulement; 104 pulsations; pas de vomissements, la malade ne se plaint que d'une douleur épigastrique.

20 mars. — Amélioration générale; 102 pulsations; ventre plat, indolent; l'utérus est volumineux, il s'élève jusqu'à un travers de doigt au-dessus de l'ombilic; gingivite mercurielle, salivation abondante. — Deux pilules d'opium; potion, aconit 1 gr. 50; frictions avec la pommade de belladone; gargarisme avec chlorate de potasse.

21 mars. — Peu d'amélioration; pouls à 112; persistance de la douleur épigastrique, un vomissement verdâtre; le ventre est modérément développé; l'utérus reste volumineux, incliné à gauche; pas de gonflement des seins. — Même traitement, de plus, application d'un troisième vésicatoire à l'épigastre.

23 mars. — La douleur épigastrique a cessé depuis l'application du vésicatoire.

24 mars. — Même état. On supprime l'aconit; œuf à la coque; pilule d'opium, frictions de belladone.

25 mars. — Elle a vomi ses aliments; ventre plat, dépressible, pouls à 96. — Bain à 36 degrés; application d'un quatrième vésicatoire volant.

27 mars. — Même état, elle vomit toujours. Affaiblissement général ; céphalalgie, bourdonnements d'oreilles. Depuis hier, elle prend de la glace, sans résultats ; on a supprimé l'opium. — Bain ; glace.

28 mars. — La malade s'affaiblit et maigrit de plus en plus. Les bains n'ont produit aucune amélioration ; pouls à 104-108 ; ventre plat, dépressible ; elle vomit toujours. M. Depaul trouve cet état très-inquiétant ; il fait remarquer que tous les traitements ont échoué. Il y a eu un arrêt de trois jours dans les vomissements après l'accouchement, puis ils se sont reproduits et ne cessent point.

Il se propose d'employer la pepsine, il en fait demander à la pharmacie ; il ordonne des lavements de bouillon et de vin pour soutenir les forces de la malade.

29 mars. — Même état ; un peu de constipation ; pouls à 104-108. — Tilleul orangé ; thé, un pot ; lavement avec miel de mercuriale, 60 grammes ; deux lavements de bouillon et vin.

30 mars. — Céphalalgie intense ; délire le soir. M. Depaul fait observer que ces phénomènes cérébraux indiquent le commencement de la troisième période des vomissements incoërcibles.

Toujours des efforts considérables pour vomir, alors même que l'estomac est vide. — Même traitement.

31 mars. — La malade éprouve du trouble dans les idées, des absences de mémoire ; amaigrissement extrême. Les lavements de bouillon sont bien gardés.

On ordonne un gramme de pepsine en quatre paquets dans du bouillon ; si la pepsine est vomie, un lavement de bouillon.

1er avril. — Le premier paquet de pepsine a été vomi au bout de deux heures ; les autres aussitôt après l'ingestion. On continue la pepsine, deux grammes en cinq paquets avec de la gelée de viande ; tilleul et thé.

2 avril. — Les vomissements sont plus abondants depuis que la malade prend de la pepsine. La douleur épigastrique est très-accusée ; pouls petit, faible ; les troubles cérébraux sont plus prononcés. — Quatre pilules extrait thébaïque de deux centigrammes ; continuer la pepsine à la dose de deux grammes.

3 avril. — Pas la moindre amélioration. — Même traitement.

4 avril. — Pouls fréquent, petit, dépressible ; froncement permanent du sourcil; teint ictérique; persistance des vomissements, de la céphalalgie et soif vive. — M. Depaul ordonne des frictions générales avec un linge rude humide, suivies de frictions sèches aussitôt après ; on continue la pepsine que l'on fait prendre dans du pain à chanter.

5 avril. — Même état ; elle a vomi la pepsine, sauf un paquet.

6 avril. — Vomissements de matières porracées ; mâchonnement continuel ; froncement du front et des sourcils, l'affaiblissement augmente. — Lavements de bouillon avec pepsine, frictions sèches; une côtelette, eau de Seltz.

7 et 8 avril. — La malade va de mal en pis ; le pouls est petit, misérable, à 108, la teinte ictérique persiste.

9 avril. — N'a pu manger qu'un peu de chocolat. — Même traitement.

10 avril. — Délire continuel ; regard fixe ; persistance de la douleur épigastrique ; le pouls est petit, misérable.

12 avril. — Le délire ne cesse point, elle est mourante. Morte ce même jour à six heures du soir.

Autopsie le 14 avril, à huit heures du matin. — Pas de traces de péritonite.

La surface des intestins présente des arborisations vasculaires multipliées.

Estomac volumineux ; à l'intérieur, il présente une coloration normale et l'on ne peut constater aucune lésion appréciable par la palpation. Sa cavité ne contient pas d'aliments. Au niveau de la petite courbure, la muqueuse présente une teinte pâle ; au niveau du grand cul-de-sac et de la grande courbure, la muqueuse est rouge, pointillée, parcourue par des arborisations vasculaires. Elle est ramollie, se détache avec facilité; elle est très-mince ; sur certains points, on dirait même qu'elle a disparu. Le pylore ne présente pas autre chose qu'un amincissement considérable de sa muqueuse. Cardia normal.

Œsophage normal.

Intestins sans altérations.

Le foie paraît sain. La vésicule biliaire contient de nombreux calculs.

Le bassin est petit, il ne mesure que 9 centimètres 1/2.

Utérus rétracté. Le tissu utérin pressé entre les doigts se brise avec une extrême facilité, il est d'un gris pâle et comme granulé, ne ressemblant en rien à du tissu utérin normal de cette période consécutive à l'accouchement. Évidemment ce tissu n'est pas sain.

Les poumons contiennent de nombreux tubercules.

Telles sont, à peu d'exceptions près, les diverses lésions que l'on a pu constater dans les organes de la génération. Rien n'a été noté du côté du fœtus. En vérité, devant des lésions si diverses, parfois si peu graves, la corrélation à établir entre elles et les vomissements opiniâtres est impossible à saisir.

Il nous reste à faire connaître les autres altérations, étrangères au tissu utérin, qui ont été révélées par les autopsies. Dès maintenant, nous pouvons dire que le résultat sera aussi négatif.

Dans les observations complètes que nous avons déjà citées, on a pu remarquer que le tube digestif présentait quelques désordres inhérents à l'état d'inanition dans lequel les femmes périssent. Ainsi, arborisations vasculaires, ramollissement de la muqueuse. Des lésions plus graves ont été rencontrées, lésions qui ont peut-être entraîné la mort, mais qui ont certainement favorisé le développement des vomissements rebelles, sans en être la cause première.

Obs. XIV. — Françoise Meyer, grande, brune, âgée de 39 ans, avait eu déjà trois grossesses ; pendant la dernière, elle avait éprouvé des vomissements si opiniâtres, qu'on avait cru ses jours menacés. Sauvée par un accouchement prématuré, elle se rétablit, mais elle continua à vomir de temps en temps. Elle devint enceinte de nouveau quatre ans plus tard ; aussitôt les vomissements redoublèrent d'intensité et la réduisirent à un tel état de marasme, que M. Stoltz se proposait de pratiquer l'accouchement prématuré ; mais à peine au septième mois, celui-ci se fit spontanément. La malade, quoique dans un état de maigreur épouvantable, sembla, pendant quatre jours, devoir guérir et ne vomit presque plus ; mais une diarrhée colliquative amena la mort un mois et demi après.

A l'autopsie, on trouva de petites cavernes au sommet des poumons. L'estomac était le siége d'une tumeur bosselée, de la grosseur d'un œuf de poule ; cette tumeur obstruait presque complétement la région pylorique, et son sommet, qui était libre, commençait à s'ulcérer. Le microscope y rencontra des éléments fibro-plastiques sans cellules cancéreuses. Tout le reste du tube digestif était chroniquement enflammé et sa tunique épaissie, surtout à la partie inférieure, mais il n'y avait point d'ulcérations. (1)

M. Fabre rapporte l'observation suivante, dont les détails lui ont été communiqués par M. Blot. (2)

En 1855, une femme enceinte de cinq mois et demi et vomissant depuis longtemps, entre à la Clinique, d'où elle sortit après un séjour de trois semaines, sans avoir éprouvé d'amélioration notable ; on lui avait administré des alcalins, la potion de Rivière, des aliments froids. Cette femme entra ensuite à l'Hôtel-Dieu, dans le service de M. Trousseau, et fut le sujet de plusieurs consultations ; les vomissements furent attribués, par les uns à un cancer, par les autres à la grossesse. L'état de la femme devenait très-grave ; cependant on décida qu'avant de provoquer le travail on attendrait jusqu'à l'époque de la viabilité du fœtus. Sur ces entrefaites, survinrent des attaques d'éclampsie ; le travail se déclara spontanément, sous l'influence des convulsions ; l'accouchement fut terminé par M. Depaul.

La femme vécut un certain temps dans le coma, puis elle mourut.

Autopsie. — La région pylorique tout entière, dans une étendue de deux travers de doigts, était notablement épaissie, indurée, comme squirrheuse. L'épaississement allait en diminuant, de la région pylorique vers

(1) Schnellbach. Thèse, Strasbourg, 1847.
(2) Fabre. Thèse, Paris, 1856.

la région cardiaque. De plus, deux ou trois ganglions lymphatiques, situés à la petite courbure de l'estomac, étaient tuméfiés et indurés. La coupe de l'estomac paraissait d'un blanc grisâtre. En raison de l'état de cet organe, on crut à l'existence d'un cancer.

M. Blot ayant aussi examiné la pièce anatomique, fit une coupe des parois de l'estomac, et ne put, par la pression, faire sourdre de suc des surfaces de section, ce qui le porta à penser que ce n'était probablement pas du cancer. Une portion de ces parois épaissies, examinées au microscope, ne lui présenta aucune cellule cancéreuse; on trouva uniquement, avec les différents éléments hypertrophiés, le tissu fibro-plastique sous forme de cellules excessivement allongées, terminées par des queues très-allongées, dont un grand nombre n'offraient plus de noyaux et avaient atteint l'état fibrillaire. Dans les ganglions augmentés de volume et légèrement indurés, M. Blot ne trouva non plus aucune trace de cancer, mais simplement les éléments normaux des ganglions hypertrophiés. Il ne s'écoulait pas non plus de suc des surfaces de section de ces ganglions.

L'examen de la pièce tout entière, fait aussi par M. Robin, s'est trouvé complétement conforme au résultat indiqué ci-dessus.

De ces faits, M. Blot tire cette conclusion, qu'il s'agissait là d'une simple hypertrophie des éléments normaux de l'estomac, par suite de l'excès d'action contractile. Les ganglions s'étaient d'ailleurs tuméfiés aussi sous la seule influence des modifications survenues dans la portion pylorique de l'estomac.

Il nous reste à citer une observation remarquable, rapportée par M. P. Dubois (1).

Obs. XV. — Je fus appelé par un de nos confrères, M. Guérin, l'un des anciens prosecteurs de la Faculté de Médecine, auprès d'une jeune femme enceinte de deux mois et demi environ, et dont la grossesse s'était compliquée, dès les premiers jours, de vomissements violents : ces accidents avaient persisté sans interruption, jusqu'au moment où je la vis

(1) P. Dubois, Union médicale, 1852.

4

pour la première fois, c'est-à-dire depuis les premiers jours de janvier jusqu'au milieu du mois de mars ; ils étaient devenus presque incessants depuis trois semaines.

Un état perpétuel de malaise et de souffrance, l'amaigrissement, l'impossibilité de supporter la lumière, une réaction fébrile continue en avaient été les conséquences. L'impression que son aspect produisit sur moi, dès ma première visite, fut celle d'une maladie grave et qui tendait à le devenir plus encore. Pendant plusieurs jours, M. Guérin et moi nous vîmes ensemble cette malade, et comme aucun soulagement, même momentané, n'avait été produit par les médications diverses auxquelles on avait eu récours, et que le mal faisait d'ailleurs des progrès rapides, la provocation de l'avortement fut discutée entre nous, puis proposée à la malade et à la famille.

La conscience d'un grand danger et le pressentiment d'une issue funeste étaient tels, que cette proposition ne rencontra aucune opposition de la part de la malade ni des siens. Le procédé opératoire auquel je donnai la préférence, ne provoqua de contractions utérines efficaces et l'expulsion de l'œuf que le quatrième jour. La provocation de l'avortement avait eu lieu le mercredi 25 mars, l'expulsion de l'œuf se fit le dimanche suivant 29.

Pendant cette longue attente, les accidents ne furent pas un seul instant suspendus, mais ils cessèrent complétement dès que l'avortement fut accompli. Depuis le dimanche jusqu'au samedi 4 avril, il y eut un calme remarquable. La malade put supporter des aliments liquides, elle en essaya même de solides sans m'avoir consulté ; elle se fit étendre sur une chaise longue et approcher de la croisée pour jouir enfin de la lumière dont elle était depuis si longtemps privée. Cependant dans la matinée du dimanche, 5 avril, elle fut prise d'un violent frisson suivi d'un vomissement et plus tard d'une grande agitation. Je prescrivis alors un lavement avec un gramme de camphre, qui fut pris à une heure avancée dans la soirée ; peu de temps après, elle se plaignit d'une odeur et d'une saveur insupportables de camphre, et, sous l'influence de cette impression, quelques efforts de vomissements se manifestèrent encore, mais ils se suspendirent spontanément peu de temps après. A partir de ce moment, commença une série de phénomènes caractéristiques d'une affection puerpérale à laquelle elle succomba le mardi 14 avril, c'est-à-dire seize jours après l'avortement accompli. L'autopsie ne nous permit de constater aucune trace d'une lésion qui aurait pu rendre compte de l'opiniâtreté et de la gravité des vomissements ; mais une altération importante me frappa, ce fut une de ces destructions gangréneuses que l'on observe parfois à la suite des affections puerpérales mortelles.

Cette altération avait son siége à l'extrémité gauche de l'estomac, qu'elle avait en partie détruite. A cette même époque, une altération parfaitement semblable par sa nature et par son siége, était constatée à la Clinique d'Accouchements, chez une femme qui avait succombé à une fièvre puerpérale épidémique.

M. Sandras a publié (1) l'observation d'une femme morte dans son service ; les résultats de l'autopsie mériteraient certainement d'être rangés parmi ceux que nous avons appelés négatifs.

Vomissements incoërcibles pendant la grossesse. — Avortement spontané. — Mort.

Obs. XVI. — Clémentine P..., âgée de vingt-sept ans, entre à l'hôpital Beaujon le 15 février 1853, salle Sainte-Claire, N° 69. Cette femme, de taille moyenne, de complexion grêle et délicate, ne porte aucunes traces de scrofules. Elle a été réglée à quinze ans ; les règles, abondantes et bien colorées, coulaient pendant huit jours. Un peu nerveuse et impressionnable, elle n'a cependant jamais eu d'attaque d'hystérie. Depuis quatre ans elle a quitté des habitudes tranquilles et sédentaires pour prendre la profession de domestique. Là, elle a éprouvé de grandes fatigues, qui ont un peu altéré sa constitution et amené des hémoptysies, sans autres symptômes graves du côté des organes respiratoires.

Il y a six mois et demi à peu près qu'elle est devenue enceinte pour la première fois.

Dès les premières semaines les vomissements se sont montrés ; rares au début, ils sont bientôt devenus assez tenaces pour que l'estomac ne pût conserver que des aliments indigestes, comme la salade et quelques fruits,

(1) Gazette des Hôpitaux, 1853, p. 134.

dont la malade composait presque exclusivement sa nourriture. Au bout de trois mois la diarrhée survint, et avec elle un grand amaigrissement. Le sommeil, incessamment troublé par des crampes d'estomac très-pénibles, finit par disparaître complétement. Quelques douleurs névralgiques de la région de la tempe se sont dissipées sans laisser de traces.

Aucun traitement sérieux ne fut dirigé contre tous ces accidents.

A son entrée, le marasme est extrême et la figure profondément altérée. Les vomissements se montrent dès que la malade essaie d'ingérer la moindre parcelle d'aliments; ils ne contiennent, du reste, jamais de sang ni de matière noirâtre; parfois l'estomac conserve un peu de tisane vineuse, mêlée à de l'eau de Seltz glacée. Diarrhée abondante, jamais sanguinolente; la langue reste humide, quoiqu'un peu rouge à la pointe. Le pouls, médiocrement accéléré, n'est remarquable que par son extrême faiblesse; les battements du cœur ne s'accompagnent d'aucun bruit anormal; quoi qu'il y ait de la toux et parfois des hémoptysies, l'auscultation du poumon ne dénote qu'un peu de faiblesse du murmure vésiculaire.

Le fond de l'utérus dépasse l'ombilic; la portion vaginale du col, gonflée et ramollie, n'offre guère que deux centimètres et demi de hauteur. On sent parfaitement les mouvements actifs et passifs du produit, et on entend les battements du cœur, phénomènes qui coïncident parfaitement avec les renseignements donnés par la malade sur l'époque de la conception.

Le 16 et le 17 février, on essaie inutilement, pour arrêter les vomissements, les boissons gazeuses, la glace, la morphine appliquée à l'épigastre par la méthode endermique, tout échoue, et les aliments liquides ou solides sont rejetés avec persistance.

Déjà on se demandait, mais non sans hésitation, tant était grande la faiblesse de la malade, si l'on ne devait pas faire une dernière tentative et provoquer l'avortement, quand, le 17, à trois heures de l'après-midi, elle est prise des douleurs de l'enfantement. A cinq heures, elle mettait au monde un fœtus long de neuf pouces à peu près, qui n'a vécu que quelques instants. Pendant l'accouchement, il a fallu soutenir la malade à l'aide de boissons toniques qu'elle rejetait à moitié au milieu de violents efforts de vomissements; sa faiblesse extrême devint tellement inquiétante, qu'on eut un instant l'idée de recourir au forceps pour la délivrer plus promptement et prévenir une syncope mortelle.

La perte de sang fut aussi faible que possible, l'extraction du placenta se fit sans difficulté.

Le 19, l'altération des traits a encore augmenté, le hoquet et les vomissements continuent; toutefois, la malade a pu conserver un peu de bouillon mêlé à la glace et à l'eau de Seltz. L'écoulement lochial s'est établi; il est peu abondant; pas de fièvre ni de mouvement fluxionnaires vers les seins.

Les 20, 21 et 22, il y eut une amélioration croissante qui donna quelque lueur d'espoir; le hoquet et la diarrhée persistaient, il est vrai, mais les vomissements devenaient plus rares, et chaque jour l'estomac conservait sans peine un peu de bouillon ou de potage; il put même digérer un peu de poulet. Le pouls reprenait de la force, l'haleine était moins fétide.

Mais à partir du 23, toute amélioration cessa; la diarrhée, qui n'avait jamais complétement cédé, reparut plus intense que jamais, malgré l'emploi des opiacés et des astringents de toute sorte; les selles devinrent fétides et involontaires, le hoquet et les vomissements reparurent et s'accompagnèrent d'une violente douleur à la région épigastrique; les lèvres devinrent sèches et encroûtées, les dents fuligineuses, la langue rouge et fendillée. Toute alimentation fut impossible; la malade ne put même supporter l'eau de Seltz, sa boisson habituelle.

Elle succomba le 4 mars dans le dernier degré de marasme, après avoir offert un peu de fièvre et de délire pendant les deux derniers jours de sa vie.

L'autopsie fut faite 36 heures après la mort.

L'estomac était fortement revenu sur lui-même; il n'offrait que 8 centimètres de hauteur au niveau de la grosse tubérosité et 5 centimètres au niveau de la petite tubérosité; son diamètre transversal est de 15 centimètres. La muqueuse est tapissée d'un mucus jaune-verdâtre qui s'enlève facilement; elle offre, du reste, son apparence, sa coloration et sa consistance habituelles, sauf au niveau de la grosse tubérosité, où l'on rencontre quelques arborisations et quelques légères ecchymoses du tissu cellulaire sous-muqueux. L'intestin grêle est sain dans toute son étendue; on n'y rencontre ni rougeurs ni ulcérations : il offrait deux invaginations, mais purement cadavériques, sans fausses membranes ni adhérences. Au niveau du cœcum, la muqueuse est un peu épaissie et offre une teinte ardoisée très-prononcée ; mais, au niveau du colon ascendant, elle reprend sa coloration normale, et c'est à peine si dans le reste du gros intestin on rencontre quelques follicules un peu hypertrophiés et quelques ecchymoses du tissu cellulaire sous-muqueux. Les ganglions mésentériques sont presque tous tuméfiés.

Les deux poumons, sains, rosés et crépitants dans leurs deux tiers inférieurs, sont légèrement engoués en arrière ; quelques ganglions bronchiques sont infiltrés de matière noire. Le cœur est petit, ferme et résistant ; intégrité parfaite de toutes les valvules ; un caillot fibrineux remplit le ventricule droit. L'utérus n'est pas encore complétement revenu sur lui-même ; ses parois, encore épaisses, laissent voir les sinus veineux parfaitement sains ; la muqueuse seule est encore ramollie et laisse enlever par le grattage une pulpe rougeâtre.

Le cerveau et ses membranes n'offrent absolument rien d'anormal ; il n'y a pas même de sérosité dans les ventricules.

Lobstein a observé une rougeur vive des ganglions semi-lunaires du plexus solaire ; une suffusion séreuse des méninges, comme nous l'avons vue dans l'observation de M. Nonnat.

Si nous rapportons encore une autopsie négative, faite avec beaucoup de soins par M. Vigla, qui ne rencontra que des tubercules dans le poumon, nous aurons présenté le tableau, à peu de chose près complet, des altérations anatomiques trouvées chez les femmes mortes à la suite de vomissements rebelles.

Obs. XVII. — État extérieur. — Amaigrissement général porté au plus haut degré, sans infiltration séreuse, la décomposition cadavérique est peu avancée.

Tête. — Le crâne n'a pas été ouvert, il n'y avait eu de symptômes cérébraux à aucune époque de la maladie.

Poitrine. — Il y avait un demi-verre de sérosité citrine épanchée dans la plèvre gauche, non injectée et exempte d'adhérences. Le lobe supérieur de ce poumon était induré à son sommet, cette induration était formée par une agglomération de tubercules à divers degrés de développement et, au centre de cette masse, existait une petite excavation à demi pleine de matière purulente, et dont la capacité équivalait au volume d'une noisette. Ces lésions se répétaient presque identiques, dans le lobe supérieur du poumon droit, mais la plèvre de ce côté, également libre d'adhérences, ne contenait pas de sérosité. Les lobes moyen et inférieur de ce dernier poumon, le lobe inférieur du poumon gauche, ne présentèrent pas de tubercules; ils étaient crépitants, plutôt pâles et exsangues que congestionnés.

Cœur. — Le cœur était petit, mou, sain dans toutes ses parties, il n'y avait qu'une petite quantité de sang liquide dans les cavités.

Œsophage. — Examiné depuis son entrée dans le thorax jusqu'à l'orifice cardiaque de l'estomac, il a été trouvé dans son état normal.

Abdomen. — Ce qui a frappé, au premier abord, c'est que malgré la diète sévère, l'abstinence, l'estomac et les intestins présentaient leur calibre ordinaire. Leurs parois ont été trouvées considérablement amaigries et exsangues; les deux orifices de l'estomac étaient libres et ne souffraient, de la part des organes voisins, aucune compression anormale; la membrane muqueuse, médiocrement rosée, ne présentait quelques arborisations que vers le grand cul-de-sac. Séparée des autres membranes, il a été reconnu que son épaisseur et sa consistance ne différaient pas de ce qu'elles sont chez les personnes mortes d'une maladie étrangère à cet organe; les mêmes conditions ont été trouvées dans la muqueuse des intestins grêles, qui contenaient des matières jaunes, liquides, médiocrement abondantes, et dans celle du gros intestin, où l'on trouvait quelques matières fécales, de consistance naturelle.

Le mésentère et les épiploons étaient dépourvus de graisse, et les ganglions mésentériques à peine apparents; le péritoine était parfaitement sain.

Le foie, d'un jaune chamois-pâle; la rate, de volume ordinaire, friable. Les reins étaient, de tous les organes, les plus colorés et les plus sanguins, exempts d'ailleurs, ainsi que la vessie, de lésions.

Matrice et annexes. — A l'ouverture de l'abdomen, cet organe dépassait sensiblement les limites du petit bassin, ce que j'avais d'ailleurs constaté dans les derniers jours de la vie. Elle proéminait donc du côté du ventre, et présentait un volume égal à celui de la tête d'un fœtus à terme ; ses parois assez minces, très-molles, permettaient de reconnaître, par la fluctuation, qu'il existait un liquide dans sa cavité : elle était d'ailleurs libre, flottante, exempte de toute adhérence avec les parties voisines. Les ligaments ronds, les trompes utérines, les ovaires, affectaient également leurs rapports normaux. Le péritoine fut détaché de la circonférence de tout le bassin, pour enlever à la fois, et en conservant leurs rapports, la matrice et ses annexes, le rectum, la vessie ; puis on s'assura de l'état normal de la vessie et du rectum, et on incisa la matrice par sa paroi antérieure. Après l'écoulement du liquide amniotique, on trouva un fœtus du sexe féminin dans un état de conservation analogue à celui de la mère, et présentant le développement ordinaire à la treizième ou à la quatorzième semaine de la grossesse. Les annexes du fœtus, les membranes de l'œuf étaient exemptes d'altération ; le liquide amniotique était transparent, d'une couleur légèrement citrine.

SYMPTOMES.

Dans les leçons remarquables sur les vomissements incoërcibles, faites pour la première fois en France, en 1848, par M. P. Dubois, et publiées par M. Laborie dans l'*Union médicale* de la même année, le savant professeur, se basant sur l'observation des faits, a divisé l'affection en trois périodes. Depuis ce moment, tous les auteurs ont adopté cette sage méthode : c'est celle que nous suivrons.

Première période. — Au début, le symptôme unique, c'est le vomissement ; il prendra le caractère d'opiniâtreté lorsque sa fréquence apportera un trouble notable dans les diverses fonctions de l'économie, lorsque l'état général de la femme aura subi une atteinte grave.

Mauriceau les a vus présenter d'emblée cet état inquiétant. Le plus généralement, ils succèdent insensiblement aux vomissements symptomatiques de la grossesse, et très-souvent dès les premières semaines ; cependant, on les a vus se manifester quelquefois dans la dernière moitié de la gestation. La malade est sous l'empire d'un état nauséeux presque continuel ; la bouche est fade, pâteuse, la langue couverte d'un enduis jaunâtre, des vomituritions, des vomissements survenant sans être provoqués par l'ingestion d'aliments ou de liquides. On voit de ces pauvres malades, chez lesquelles la vue ou le souvenir des aliments, un fragment de glace placé dans la bouche, suffisent pour provoquer les vomissements. Dans l'observation de M. Clertan (de Dijon), les vomissements avaient lieu, de cinq en cinq minutes, pendant l'état de veille, et de demi-heure en demi-heure pendant le sommeil.

Lorsque l'estomac ne contient ni aliments ni boissons, les déjections ont un caractère séro-muqueux, d'autres fois, ce sont des glaires teintes en vert par de la bile ou même striées par un peu de sang. Ces efforts pénibles provoquent un dégoût, une répugnance invincible pour toute espèce d'aliment, même de boisson, quoique la femme soit tourmentée par la faim ou une soif inextinguible. Chez d'autres, on voit des préférences marquées se manifester, parfois s'éveillent des appétits bizarres ; ainsi, la malade de M. Sandras, dès le début, ne put conserver que des aliments indigestes, comme la salade et quelques fruits dont elle composait presque exclusivement sa nourriture. Dans l'observation de M. Fougeu, d'Étampes, la malade ne pouvait même pas tolérer l'eau de fontaine. De la galette grossière, faite sans beurre, sans levain et à demi-cuite, était le seul aliment qui passât quelquefois.

De La Motte (1) rapporte le cas d'une femme ne satisfaisant son appétit que par quelques coquillages de moules, d'huitres, homars, ou choses semblables, avec un peu de boüillie de bled noir ou sarazin, détrempée d'eau, ne goûtant ni pain, ni viande, ni aucune chose qui y eût du rapport, et vomissant sans cesse depuis six semaines ; ce qui la reduisait dans une extrême faiblesse.

(1) De La Motte. Traité complet des Accouchements. Obs. XL. Paris, 1721.

Ces efforts continuels offrent, parfois, des rémissions de plusieurs jours ; puis, sans cause appréciable, ils reprennent avec plus de violence.

Les effets de cette abstinence prolongée ne tardent pas à retentir sur toute l'économie ; la maigreur fait des progrès rapides, les yeux se cernent, s'enfoncent dans l'orbite ; les rides apparaissent, les traits s'altèrent, la femme devient anxieuse, agitée ; elle est triste, des idées sinistres l'assaillent ; les forces sont abattues ; elle accuse un sentiment pénible de lassitude ; les personnes qui étaient chères deviennent indifférentes, il y a de la tendance au sommeil.

Quelques malades sont tourmentées par une sécrétion continuelle de salive. M. Stoltz (1), M. Vigla (2), M. Caradec (3), l'ont signalé dans leurs observations. Ce dernier constata que la sécrétion était acide ; dans le cas de M. Vigla, elle était neutre.

La diarrhée se montre assez souvent, et quelquefois elle complique la maladie d'une manière fâcheuse, en déprimant promptement les forces. Cependant, ce symptôme n'a rien de constant, car M. Nonat (4), M. Fougeu (5), et quelques autres observateurs ont remarqué, au contraire, une constipation assez opiniâtre. Enfin, dans l'observation du docteur Haighton (6), on voit la diarrhée alterner avec la constipation et même avec le vomissement. Les urines sont rares, épaisses, rouges.

Des efforts si souvent répétés de vomissements, doivent avoir nécessairement un retentissement du côté de l'épigastre ; aussi les malades accusent-elles des crampes, des douleurs dans le creux de l'estomac. En ce moment de la maladie, on peut observer quelques sueurs nocturnes ; le pouls, qui jusque-là était toujours resté normal, présente, vers le soir, une accélération manifeste, la malade se plaint de pesanteurs de tête.

La première période est terminée.

(1) Gazette médicale de Paris, 1852.
(2) Gazette des Hôpitaux, 1846.
(3) Union médicale, 1860.
(4) Gazette des Hôpitaux, 1853.
(5) Gazette des Hôpitaux, 1857.
(6) Churchill. loc. cit.

Deuxième période. — Aucun symptôme particulier ne vient caractériser‑ cette phase de la maladie, nous n'avons à noter qu'une aggravation dans les différents signes que nous avons présenté dans la première période.

Les vomissements prennent plus d'intensité et sont plus pénibles, à peine s'ils aboutissent au rejet de quelques mucosités glaireuses, âcres. Les malades, atteintes de ptyalisme, accusent un sentiment vif de brûlure dans la bouche et dans le pharynx. L'état fébrile est continuel. Le pouls est petit, misérable ; la peau est sèche.

Les vomissements éveillent des douleurs très-vives à l'épigastre (1), parfois une douleur intolérable dans l'œsophage (2), causée par l'âcreté et l'acidité des matières ; un sentiment très-vif de brûlure dans l'estomac (3) ; les vomissements peuvent être précédés d'une toux stomacale.

La bouche est acide, la muqueuse rouge ; la langue, qui était restée humide, devient petite, sèche, rouge à la pointe, couverte d'un enduit jaunâtre à la base ; les lèvres sont fuligineuses, les dents se couvrent de mucosités desséchées. L'haleine prend parfois un tel degré d'acidité, qu'on en est frappé en entrant dans la chambre de la malade, disent MM. Chomel et Dubois. Dans d'autres cas, elle est simplement fétide. La soif est ardente ; les urines sont chargées et très-colorées.

La diarrhée contribue à précipiter la fin ; la constipation est rare dans cette période.

L'agitation augmente, le sommeil est presque nul, la malade est en proie à des angoisses pénibles, à une céphalalgie continuelle, parfois à des douleurs nerveuses dans la face, dans les hypochondres (4).

Le moral est complétement affecté, toute confiance dans les soins prodigués est perdue. A ce moment, peuvent se montrer des symptômes névropathiques intenses, convulsions, lipothymies, contraction des membres, serrement des mâchoires (5).

(1) Gazette des Hôpitaux, 1852. (Nonat).
(2) Gazette des Hôpitaux, 1846. (Vigla).
(3) Union médicale, 1860. (Caradec).
(4) Nonat, loc. cit.
(5) Union médicale, 1860. (Teissier).

L'immobilité est presque absolue ; l'amaigrissement atteint ses dernières limites, les traits sont décharnés, les yeux ternes, le visage ne reflète plus aucune sensation, l'impression de la lumière est pénible. L'état de maigreur est tel qu'on peut, dans certains cas, sentir le corps des vertèbres à travers les parois abdominales.

Nous empruntons à M. Guéniot (1) un exemple remarquable de Tyler Smith, qui fait voir à quelle extrémité conduisent les vomissements opiniâtres, à cette période de la maladie.

Obs. XVIII. — Cas de Vomissement incoërcible (excessive) dans une première grossesse, résultat de l'irritation de l'utérus en gestation ; par W. Tyler Smith.

Catherine O'C....., âgée de dix-neuf ans, non mariée, de petite taille, fut admise au pavillon Victoria, le 19 juillet 1859. Elle était malade depuis environ une semaine avant son admission et souffrait de vomissements incessants après avoir pris ses repas. Ce symptôme était rapporté à un désordre cérébral et à l'hystérie ; mais il résista à toute espèce de traitement qui put être employé et augmenta d'intensité. Au commencement de septembre, après qu'elle eut passé six semaines à l'hôpital, j'eus l'idée de l'examiner, vu la possibilité d'une grossesse. Elle était à ce moment dans un état d'extrême émaciation ; son pouls s'élevait de 120 à 140 ; il y avait une grande sensibilité à l'épigastre ; le délire survenait occasionnellement de temps à autre, elle n'avait qu'une demi-conscience d'elle-même. Elle restait dans la position couchée, tant elle était faible, et était incapable de remuer son corps et ses membres. J'acquis la certitude que le flux menstruel s'était montré quinze jours avant son entrée à l'hôpital. Elle avoua, après beaucoup de dénégations, qu'elle avait eu des rapports sexuels en deux circonstances, peu après cette menstruation. La suppression des règles arriva subitement et, depuis lors, a continué.

A l'exploration digitale, on trouva l'utérus augmenté de volume et le col ramolli ; les auréoles des mamelons sont d'une couleur rosée, les follicules

(1) Loc. cit.

quelque peu développés; les mamelles sont pleines et arrondies, le développement de la poitrine contraste, d'une manière remarquable, avec l'état d'amaigrissement de tout le corps.

Ces faits rendaient l'existence d'une grossesse si évidemment probable qu'elle fut consécutivement placée sous ma direction et transportée dans mon service. Comme tous les remèdes habituels pour modérer le vomissement avaient été inutilement employés, je suspendis entièrement l'administration des médicaments. Une surveillante fut placée près de la malade pour en prendre un soin spécial, et fut chargée de lui donner une cuillerée à thé de lait ou de thé de bœuf *(beef tea)* alternativement chaque demi-heure. Ceci formait une quantité de nourriture, donnée dans les vingt-quatre heures, s'élevant à six onces.

Aucune autre chose n'était prise par la bouche; les seules cuillerées à thé ne causaient pas de vomissements, et la totalité de cette petite quantité était conservée. Aucun stimulant n'était donné, parce qu'il avait été remarqué que les plus minimes quantités de vin et d'eau-de-vie produisaient les vomissements les plus fâcheux. Outre cette dose de 4 grammes de lait et de thé de bœuf, on frictionnait vivement, matin et soir, l'abdomen, les côtés et les cuisses avec parties égales d'huile de foie de morue et d'huile d'olives, et l'on faisait une injection rectale de fort thé de bœuf, deux fois dans les vingt-quatre heures. *Lorsque ce régime fut commencé, la femme pesait 51 livres* (1). Quoique la maladie fût dès lors en voie de décroissance, la patiente continua néanmoins à s'affaiblir, car la quantité de nourriture retenue et absorbée n'était pas suffisante pour la soutenir, et beaucoup moins encore pour compenser ses pertes antérieures. Le pouls continua d'être aussi fréquent, tandis que les autres symptômes d'épuisement persistaient. Pendant quelques jours, il fut impossible de déterminer si elle était dans cet état de rémission du vomissement produit par épuisement, état qui quelquefois annonce une mort prochaine, ou si l'estomac peu à peu regagnait sa tonicité. Par suite du séjour au lit, des ulcérations se montraient aux hanches et aux fesses; le progrès de l'émaciation continuait.

(1) La livre anglaise vaut 453 grammes 4 décigrammes. La livre française valait 489 grammes 5 décigrammes.

Au 16 septembre, la malade pesait seulement 47 livres 1/2, ou
1 livre 1/2 en moins que *3 stones 1/2* (le stone vaut 14 livres). Je ne sache
pas qu'il y ait, dans la science, un exemple d'un poids aussi faible ; avant
le commencement de la maladie, elle paraissait avoir été bien grasse et dans
une bonne condition de santé.

La quantité de nourriture administrée fut graduellement augmentée jusqu'à
ce qu'elle prît une cuillerée à soupe chaque demi-heure, ou 24 onces par jour.
L'amaigrissement dès lors s'arrêta ; le pouls était moins fréquent et les signes
du retour de la force du corps et de l'esprit se manifestaient peu à peu.
Elle devint capable de prendre une alimentation solide, en petite quantité,
et bientôt elle augmenta en poids..... Elle était si avantageusement modifiée
après une courte absence que je fis de la ville, et pendant laquelle elle fut
confiée aux soins du docteur Graily Hewit, qu'à mon retour je pouvais à
peine la reconnaître.

Dans la première partie du traitement, j'examinai avec anxiété la question
de produire l'avortement. Je décidai contre l'opération, parce que, à la suite
de l'administration d'une petite quantité d'alimentation, le vomissement avait
cessé, et parce que sa faiblesse était si grande que l'acte de l'avortement, à
cette époque, l'aurait très-probablement fait mourir. Les intestins étaient
partout fortement rétractés. A la suite d'une longue rétention, les fèces,
lorsqu'elles étaient expulsées par l'injection du thé de bœuf, étaient plus
semblables à du bois carbonisé qu'aux évacuations ordinaires.

Les signes de la grossesse continuaient, la tumeur utériné pouvait être
sentie à la fin d'octobre au-dessus de la marge du bassin. Les mamelles
étaient larges et vascularisées, le lait s'était montré dans ces glandes ; le
bruit placentaire pouvait à ce moment être entendu, quoique faiblement, et
le 29 novembre, j'entendis distinctement les bruits du cœur fœtal.

Au 3 décembre, des symptômes d'avortement arrivèrent tout-à-coup, et
l'œuf fut expulsé. Il sortit en entier. Le placenta devait avoir été détaché
complétement de l'utérus au commencement du travail, car placenta, fœtus
et membranes sortirent en un seul faisceau. La grossesse avait atteint le
cinquième mois et l'œuf était très-petit pour cette époque. La malade supporta assez bien l'avortement. — M. Smith fit voir l'œuf aux assistants. Un

dessin photographique qui accompagne cette observation, montre l'état d'amaigrissement de la femme.

Troisième période. — Lorsque la maladie a atteint cette dernière période, elle doit être regardée comme fatalement mortelle. Chose singulière ! on voit souvent alors les vomissements cesser subitement, la malade peut tolérer quelques aliments ; mais c'est un calme trompeur qui ne doit pas laisser d'illusions au médecin.

Les troubles cérébraux augmentent d'intensité, on remarque un délire continuel, de la carphologie, de la somnolence. La céphalalgie persiste avec une grande intensité ; la fièvre augmente, le pouls atteint 120 à 140 pulsations, il est petit, misérable, dépressible.

Les yeux sont profondément enfoncés dans les orbites ; la voix s'éteint ; le sommeil a complètement disparu ; des défaillances répétées viennent à chaque instant faire croire à la terminaison de cette scène déchirante.

Les sens s'émoussent ; tout désir disparaît ; la vue se trouble ; si la parole est encore possible, la malade se plaint d'éblouissements, d'hallucinations, de tintements d'oreilles ; mais aussi dans d'autres cas aucun son ne peut être émis, si l'on peut obtenir quelques réponses, ce n'est que par signes.

Les pupilles contractées sont immobiles ; la face est grippée ; les extrémités se refroidissent ; la peau se couvre d'une sueur visqueuse, et le plus souvent la mort survient sans secousses, dans le coma.

Dans d'autres cas, elle peut arriver pendant un effort de vomissement (Lambert), dans une syncope (M. Rigaud). Dans certains autres, elle est précédée de circonstances qui la rendent plus affreuse encore ; une odeur fétide est exhalée par tout le corps (M. Stoltz) ; une exsudation pultacée se produisant dans la bouche et s'accompagnant de dysphagie réelle (M. Vigla) ; une inflammation gangreneuse de la bouche, tandis que les doigts se couvraient d'ulcérations sanieuses (Lobstein).

Au milieu de ce cortège de symptômes si graves, que devient le fœtus ? Il semble rester étranger aux souffrances de la mère, et dans la majorité des cas, il ne meurt qu'avec elle.

MARCHE.

Comme on a pu le voir par l'étude des symptômes, la marche des vomissements incoërcibles pendant la grossesse est très-variable, mais n'est jamais rapide. Ils débutent généralement comme les vomissements ordinaires symptomatiques de la grossesse, sans présenter d'emblée le caractère d'opiniâtreté. Ce n'est qu'après plusieurs jours, plusieurs semaines, qu'ils provoquent dans la santé générale de la femme des troubles réels qui réclament l'intervention du médecin.

En analysant chacune des périodes, si bien décrites par M. P. Dubois, nous avons en même temps fait connaître la marche de la maladie; sans doute elle ne se traduit pas toujours d'une manière aussi prononcée; dans certains cas, plusieurs symptômes pourront faire défaut; dans d'autres, tel accident qui aura d'abord prédominé pourra céder et être remplacé par celui qui d'abord n'était qu'au second plan; en un mot, il y aura autant de maladies qu'il y aura de malades, le cadre seul restera fixe.

Dans les observations rapportées, on peut voir des rémissions se présenter au début et dans les derniers temps de la vie; nous avons dit qu'il fallait s'en défier, ce n'est le plus souvent qu'un temps d'arrêt auquel doit succéder un orage plus terrible.

C'est ainsi que dans les observations de M. Stoltz (1), de M. Hergott (2), nous voyons les malades et ceux qui les entourent croire à une cessation complète de ces effrayants symptômes et se bercer des douces illusions d'une convalescence prochaine. Espérances bientôt déçues!

Parfois, l'on ne peut assigner aucune cause à ce silence subit de la maladie; dans d'autres cas, on fait intervenir les motifs les plus divers, une émotion morale, un voyage, etc.; enfin, on a cru, dans quelques relations,

(1) Gaz. médicale de Paris, 1852.
(2) Gaz. médicale de Strasbourg, 1859.

en attribuer le bénéfice à un moyen de traitement. C'est ainsi que M. Nonat (1) a constaté la diminution de fréquence dans les vomissements , après l'application de sangsues à l'épigastre. M. Stoltz obtint le même résultat par le même moyen auquel il avait ajouté des cataplasmes fortement opiacés, placés sur la région hypogastrique. Dance (2) attribue un succès momentané à l'emploi de la magnésie. Dans l'observation remarquable de M. Caradec, que nous publions plus loin, il y eut une de ces rémissions si trompeuses, au début et à la fin de la maladie.

DURÉE.

La durée des vomissements incoërcibles, dans le cas qui nous occupe , ne peut être appréciée d'une manière exacte. Dans la première période, caractérisée par des accidents qui ne compromettent pas d'une manière grave la vie de la femme, on n'a guère songé à déterminer ce point ; elle peut être de plusieurs semaines.

La seconde période , qui est la plus importante à tous les points de vue, a paru, sur un relevé de 24 observations de guérison dans lesquelles sont notées les dates auxquelles les vomissements deviennent opiniâtres jusqu'au moment de leur cessation , présenter une moyenne d'environ un mois sept dixièmes.

La troisième période, qui ne présente guère que les symptômes d'une mort imminente, ne peut ajouter que quelques jours à la durée des deux autres périodes.

Nous faisons bonne justice du chiffre que nous verrons de donner; l'opération s'est faite sur un nombre trop restreint de faits et dans des conditions qui ne sont peut-être pas de nature à pouvoir entrer en ligne de compte, si

(1) Gaz. des Hôpitaux, mars 1852.
(2) Répertoire général d'anatomie et de physiol. 1826. T. ii.

l'on voulait faire une statistique rigoureuse. D'un autre côté, si nous avions opéré sur les cas de mort, combien d'entre eux ne sont-ils pas compliqués de maladies étrangères qui viennent précipiter le dénouement, sans permettre à la maladie de parcourir régulièrement ses périodes.

TERMINAISON.

Malgré le cortége effrayant de symptômes dont nous avons donné la description, la terminaison fatale n'est pas la règle. Nous voyons au contraire le plus souvent, par les moyens les plus divers, la malade revenir à la santé et la grossesse atteindre presque toujours heureusement son terme. M. Guéniot a pu classer à ce sujet, dans son excellente thèse, un nombre assez considérable de faits.

« Sur les 117 observations que nous avons réunies, dit-il, 72 fois la maladie s'est terminée par la guérison, et 45 fois par la mort. La proportion est sans doute considérable, puisqu'elle représente les 2/5 des cas, et que, sur cinq femmes atteintes de vomissements opiniâtres, notre relevé nous donne deux cas de mort ; cependant si l'on se rappelle le tableau vraiment sinistre de toutes les souffrances endurées par les malades et les causes si multipliées qui concourent à épuiser leurs forces, peut-être sera-t-on heureusement surpris de voir que la mortalité n'est pas plus effrayante encore.

» Les 72 cas de guérison se répartissent de la façon suivante, relativement à l'influence qu'ont exercée sur la maladie, les divers modes de traitement ou la terminaison soit spontanée, soit provoquée de la grossesse :

» Sans avortement, dans des cas tous très-graves, et après un traitement extrêmement variable.......................... 31
» A la suite de l'avortement spontané, dans des cas également tous très-graves................................... 20
» Après avortement ou accouchement provoqué, dans des cas plus ou moins désespérés.......................... 21
　　　　　　　　　　　　　　　　» Guérisons.......... ... 72

» Dans les faits de guérison à la suite d'avortement spontané, cinq fois la mort du fœtus avait précédé son expulsion, et la cessation des vomissements avait coïncidé avec l'époque de la mort de l'enfant, c'est-à-dire avait également précédé le travail de l'avortement.

» Parmi les 21 faits de guérison consécutive à la provocation de l'accouchement, six fois la grossesse avait dépassé le septième mois et quinze fois elle n'avait pas atteint encore cette période.

» Quant aux cas de mort, on peut les classer, d'après les mêmes principes, en trois groupes, savoir :

```
» Sans avortement.....................................    28
» Après avortement ou accouchement prématuré spontané.....     6
» Après avortement provoqué...........................    11
                                                         ────
                            » MORTS............    45
```

» Parmi les morts sans avortement, quelques cas ont été compliqués de maladies plus ou moins graves, telles qu'éclampsie, affection organique de l'estomac, etc.

» Il en est de même de ceux où la mort survient après l'avortement spontané. Dans les six cas mentionnés plus haut, on constata, en effet, deux fois un cancer de l'estomac, et une fois de petits corps fibreux de l'utérus. Les quatre autres femmes moururent, l'une à la suite d'une diarrhée considérable, et les trois autres par épuisement.

» Enfin, les cas de mort consécutifs à l'avortement provoqué arrivèrent, une fois après éclampsie (1), une fois après infection purulente (2), une fois après fièvre puerpérale. Pour les autres, la mort survint par épuisement. »

Lorsque la maladie doit se terminer par la guérison, on voit généralement les symptômes occasionnés par les vomissements opiniâtres, perdre peu à peu de leur intensité ; quelques aliments peuvent être tolérés, d'abord sous forme liquide ; le pouls diminue de fréquence, la langue perd de sa

---

(1) Delbet, Thèse. Paris, 1854.

(2) Fait inédit, communiqué par M. le docteur Campbell. M. Nélaton fut appelé pour ouvrir un abcès de l'épaule.

sécheresse ; en un mot, la convalescence suit à peu près la même marche que dans les autres affections chroniques. Cependant on a pu observer parfois un retour brusque à l'état de santé, sous l'influence d'une émotion morale vive. Cazeaux (1) en rapporte un exemple remarquable.

Obs. XIX. — Une jeune dame, enceinte de deux mois et demi, était depuis trois semaines tourmentée par des vomissements tellement opiniâtres, qu'elle ne pouvait, disait-elle, rien garder et que la moindre gorgée de liquide les provoquait. Plusieurs moyens avaient été employés sans succès. Tout-à-coup, son mari tombe malade, et sa vie est en quelques heures gravement compromise par tous les symptômes d'un étranglement intestinal. A dater de ce moment, les vomissements de la jeune femme cessèrent, et depuis, elle n'a plus éprouvé le moindre trouble dans les fonctions digestives.

Une maladie intercurrente peut aussi produire les mêmes effets.

Obs. XX. — Une jeune fille était entrée à l'Hôtel-Dieu pour des vomissements rebelles, et n'ayant, disait-elle, gardé une goutte d'eau depuis quinze jours ; en même temps là langue était rouge, et le pouls un peu fréquent. M. Trousseau s'assura de l'existence d'une grossesse arrivée à son troisième mois. Une variole intercurrente, survenue chez cette fille, la guérit de ces vomissements (2).

Cette observation laisse beaucoup à désirer telle qu'elle est rapportée. Que devint le fœtus? Cette maladie grave de la mère n'occasionna-t-elle pas sa mort? Survint-il un avortement?

Comme exemples d'avortements spontanés suivis de guérison, nous empruntons quelques faits publiés par M. Fabre (3) ; les autres ont été cités par M. P. Dubois.

Obs. XXI. — Mauriceau (obs. 225) parle d'une femme primipare qui,

(1) Traité théor. et prat. des accouchements, 5ᵉ édit. 1856.
(2) Journal de méd. et de chir. pratiques. Septembre 1854.
(3) Fabre. Thèse. Paris, 1854.

tourmentée par des vomissements extrêmement violents, accoucha au septième mois. Elle avait même eu des dispositions à une fausse couche, vers
le commencement du second mois, une colique et quelques excrétions
sanglantes sorties de la matrice. L'enfant vécut trois mois ; après l'accouchement, les accidents disparurent.

Obs. XXII. — Mauriceau parle encore (obs. 24) d'une jeune dame plé-
thorique qui eut un accouchement à deux mois et demi, par suite de la
violence des vomissements ; et d'une autre dame (obs. 668) dont les
vomissements cessèrent en même temps que les mouvements du fœtus,
qu'elle porta mort en son ventre plus de six semaines (1).

Obs. XXIII. — M. Husson a eu dans son service, à l'Hôtel-Dieu, deux
femmes grosses qui, tourmentées depuis quelque temps par des vomissements, présentaient ces symptômes : facies anxieux, lèvres sèches, langue
pointillée de rouge sur les bords, ventre d'une sensibilité excessive, nausées, vomissements de matières verdâtres amères, bilieuses, dévoiement,
peau chaude, sèche, pouls fréquent, petit et serré. L'avortement eut lieu
et les symptômes cessèrent le jour même (2).

Obs. XXIV. — Une dame de 32 ans, enceinte pour la quatrième fois
en 1830, avait été tourmentée pendant les deux dernières grossesses, de
vomissements tellement violents qu'ils avaient déterminé un avortement au
troisième mois dans une grossesse, et dans l'autre un accouchement prématuré au septième mois (Pigeaux).

Obs. XXV. — Une femme, enceinte de deux mois et demi environ, entra
à l'hôpital Sainte-Marguerite. Les vomissements duraient depuis six semaines
avec une opiniâtreté invincible et menaçaient l'existence, lorsque survinrent
des symptômes d'avortement. Je touchai la malade : la tête du fœtus, qui
était mort sans doute depuis un certain temps, se présentait dans le vagin,
une faible traction suffit pour l'extraire ; les autres parties furent bientôt

(1) Mauriceau. Observ. sur les maladies des femmes ; Paris, 1740.

(2) Bulletin général de therap. T. III : 1852.

entraînées. Dès ce moment les vomissements cessèrent et la femme se rétablit très-promptement (1).

Obs. XXVI. — M. Chomel, dans une leçon clinique, parle d'une femme qui avait été réduite, par des vomissements continuels, à un état déplorable. Le pouls était à 130 ; tout annonçait qu'elle devait succomber. Heureusement l'avortement survint, et dès-lors son état s'améliora graduellement. M. Chomel se demande s'il n'aurait pas été en droit de provoquer l'avortement (2).

Obs. XXVII. — M. Griolet a publié un fait concernant une femme sur laquelle il pratiqua plus tard, avec succès, l'avortement. Cette femme, pendant le cours de sa troisième grossesse, fut prise de vomissements si graves, que vers la fin du quatrième mois sa mort semblait prochaine ; mais l'avortement eut lieu spontanément, et immédiatement après la malade put supporter des bouillons (3).

Obs. XXVIII. — Un fait analogue a été observé en 1853, dans le service de M. Marotte. Les médecins de l'hôpital Sainte-Marguerite, réunis en consultation, écartèrent l'idée d'un avortement artificiel, jugeant l'état de la malade trop avancé. Cependant, dès le lendemain, la malade commença à perdre du sang, et les vomissements diminuèrent ; l'expulsion du fœtus eut lieu quelques jours après, et l'amélioration continua (M. Delbet).

Obs. XXIX. — M. Lambert raconte qu'il a observé chez une dame des vomissements qui ont duré depuis le 16 décembre 1850 jusqu'au 23 mars de l'année suivante. Il y eut avortement spontané, et à la suite, un état typhoïde des plus sérieux qui fit douter de la guérison ; elle fut complète cependant.

Obs. XXX. — Une jeune femme, nouvellement mariée, éprouva des nausées et des vomissements au commencement du troisième mois de sa première grossesse. Après dix semaines de traitement sans succès, la malade

(1) Bulletin général de thérap., 1849.
(2) Union médicale, janvier 1847.
(3) Union médicale, mars 1847.

était réduite à un état d'amaigrissement et de débilité extrême. La voyant presque à l'agonie, je proposai la provocation d'un travail prématuré, mais ni le mari ni les parents ne voulurent y consentir. Pendant longtemps, elle n'avait pu retenir dans l'estomac qu'un peu d'eau-de-vie. Il ne restait plus d'espoir de guérison; cependant, sans cause apparente, les phénomènes s'amendèrent successivement; elle accoucha au septième mois d'un enfant mort; le placenta était malade. Dans ce cas, je crois que les membranes avaient dû être perforées longtemps avant le moment où je l'avais proposé (1).

Obs. XXXI. — Une jeune fille, enceinte pour la première fois, se présenta il y a quelques années à la Clinique d'Accouchements; elle était enceinte de cinq mois et paraissait avoir été souffrante depuis longtemps; sa pâleur, sa maigreur extrême et sa faiblesse me firent supposer qu'elle était atteinte de quelque affection chronique grave; cependant j'appris d'elle que l'altération de sa santé était assez récente et qu'elle résultait de l'abstinence à laquelle des vomissements continuels l'avaient condamnée.

Depuis quelques jours, elle avait soudainement cessé de sentir les mouvements de son enfant, et presque aussitôt les vomissements s'étaient spontanément suspendus. Elle accoucha, en effet, quinze jours après son entrée à l'hôpital, d'un enfant dont la mort datait évidemment de l'époque où le fœtus avait cessé de se mouvoir (2).

Obs. XXXII. — M. Scellier demanda mes conseils pour une de ses clientes qui était au commencement du sixième mois d'une seconde grossesse; elle éprouvait, depuis près de six semaines environ, des vomissements opiniâtres qui l'avaient réduite à un état extrême de faiblesse et de maigreur; lorsque je la vis, sa langue était sèche et rouge, sa peau chaude, le pouls fébrile, et en entrant dans sa chambre, j'avais été frappé par cette odeur acide et pénétrante qu'exhalait la bouche de quelques-unes des femmes malades dont je vous ai entretenu. Après avoir conseillé quelques moyens qui n'avaient pas été essayés encore, je la quittai, bien convaincu que cette maladie aurait une issue funeste, il n'en fut rien cependant. Le lendemain

(1) Union médicale, 1852.
(2) Union médicale, 1552.

de ma visite, les mouvements de l'enfant, jusque-là très-distincts, s'affaiblirent, puis cessèrent. Ce fut le signe d'une amélioration notable, suivie plus tard d'une guérison complète. La malade se rendit alors à la campagne où elle accoucha, quelques semaines après, d'un enfant mort et putréfié. (1).

Obs. XXXIII. — Une jeune femme enceinte pour la première fois, et parvenue au septième mois et demi de sa grossesse, avait éprouvé des vomissements d'une violence et d'une opiniâtreté très-inquiétantes. M. Foissac, médecin de la famille, m'avait prié de la voir et, de concert avec lui et un autre confrère, des moyens de traitements très-divers avaient été employés sans succès. Nos collègues, MM. Jobert, Danyau et Moreau furent alors appelés ; la situation de la malade était devenue assez grave pour que la question de l'avortement provoqué fût agitée. Après une courte discussion, on décida, d'un commun accord, qu'on attendrait et qu'une saignée du bras, possible encore, serait pratiquée. A cette saignée, succéda une amélioration assez sensible et qui n'aurait eu probablement qu'une courte durée, car il en avait été déjà plusieurs fois ainsi. Mais, dès le lendemain, la malade cessa de sentir les mouvements du fœtus, et dès-lors l'amélioration devint permanente. Douze jours plus tard, un enfant mort et putréfié naquit naturellement (2).

Vomissements incoërcibles pendant la Grossesse. — Accouchement prématuré. — Guérison.

Obs. XXXIV. — Marie G...., forte et fraîche jeune fille de dix-neuf ans, habitant la campagne, se marie dans la fin du mois de juillet 1864. Elle a toujours joui d'une excellente santé. Un mois après son mariage les règles sont supprimées.

Nous sommes appelé près d'elle, pour la première fois, le 15 janvier 1865 ; elle est atteinte, ainsi que son mari, d'une fièvre typhoïde. A ce moment elle se dit enceinte de quatre mois, la palpation du ventre révèle, en effet, l'utérus développé dans les conditions normales à cette époque

(1) Union médicale, 1852.
(2) Union médicale, 1852.

de la grossesse. La maladie ne présente pas de gravité, le 22 janvier nous cessons nos visites, la convalescence se dessinant d'une manière assez franche.

Le 21 février, nous sommes prié de revoir cette jeune femme que nous trouvons avec des traits plus altérés que quand nous l'avions quittée le mois précédent, au lendemain d'une fièvre typhoïde. Depuis plusieurs jours sont survenus des vomissements qui ne permettent de garder aucune nourriture, les boissons sont rejetées aussi bien que les aliments solides. La dernière nuit s'est passée en efforts continuels et très-douloureux ; de plus, une diarrhée assez abondante s'est déclarée ; le pouls est faible, à 85. La pression détermine dans l'hypochondre gauche une très-vive douleur. Les mouvements de l'enfant sont fréquents et facilement perçus par la main.

Vésicatoire à l'épigastre. Trois pilules d'extrait thébaïque de 3 centigrammes à prendre dans la journée ; continuer pendant quatre jours. Le ventre est recouvert d'une couche de collodion élastique, d'après le procédé de M. de Robert de Latour.

Sous l'influence de cette médication, les vomissements deviennent moins fréquents, de temps à autre le bouillon est toléré ; la diarrhée disparait ; plus de douleur dans le ventre.

Cette amélioration ne fut pas de longue durée, nous sommes rappelé le 4 mars, les accidents ont reparu avec plus d'intensité que jamais. Toute alimentation devient impossible, les efforts de vomissements sont continuels, un peu de constipation succède à la diarrhée, mais la douleur du côté gauche du ventre fait cruellement souffrir cette jeune femme, toux stomacale, amaigrissement rapide. Pouls à 90.

Nous renouvelons l'emploi des pilules d'opium, le ventre est de nouveau recouvert d'une couche assez épaisse de collodion. Lavements au miel de mercuriale.

Cette fois nous pouvons encore constater une amélioration momentanée, la douleur du ventre disparaît pour ne plus revenir. Les vomissements ne sont jamais entièrement conjurés, la rémission est de courte durée ; les opiacés, les antispasmodiques, les onctions belladonées, etc., etc., sont employés en vain, le dépérissement devient tel, qu'une jeune sœur de cette

7

femme peut la porter sur ses bras, comme un enfant, de sa demeure à celle de son père, distante d'un kilomètre.

J'avais l'intention de proposer dans quelques jours la provocation de l'accouchement prématuré, lorsque, le 19 avril, elle est prise des douleurs de l'enfantement. Elle accouche heureusement ce jour d'une fille vivante, présentant le développement d'un enfant de sept mois et demi.

La mère peut immédiatement s'alimenter, les bouillons sont très-bien supportés et malgré sa faiblesse elle veut nourrir son enfant. Les forces revenaient rapidement, lorsque dernièrement les vomissements ont de nouveau reparu, coïncidant, le plus souvent, avec les premiers efforts de succion de l'enfant.

Le 14 mai, nous avons conseillé à la mère de donner sa petite fille à une nourrice étrangère et, depuis ce jour, nous avons ainsi conjuré tout accident.

Lorsque la mort est le dernier terme des vomissements incoërcibles, à moins de complications, elle arrive dans la troisième période; la malheureuse femme succombe aux accidents cérébraux produits par l'inanition; le plus souvent elle s'éteint dans le coma. Nous avons déjà dit qu'on l'avait vue survenir dans une syncope, pendant un effort de vomissement. Les observations déjà rapportées nous ont fourni bien des exemples de cette issue fatale; nous en citerons encore quelques cas se rapportant aux trois modes de terminaison que nous avons admis.

Obs. XXXV. — M. Rigaud a fait connaître l'observation d'une femme, âgée de trente et quelques années, qui avait déjà mis au monde deux enfants sans aucun accident et qui mourut à quatre mois révolus de la grossesse. Le médecin traitant ayant appelé plusieurs confrères distingués pour décider de l'opportunité de l'avortement, les consultants furent d'avis qu'on ne pouvait plus espérer de sauver la malade en provoquant l'expulsion du fœtus. L'opinion qui rattachait les accidents à une inflammation des membranes de l'œuf ayant prévalu, on institua une médication anti-phlogistique en même temps qu'anti-spasmodique, en rapport avec les forces, et la malade succomba cinq jours après au milieu d'une syncope, précédée d'un sentiment de constriction extrême de la poitrine et d'irrégularité de la circulation (1).

Obs. XXXVI. — M. Chailly parle d'une dame de Paris, qui avait eu une grossesse heureuse huit ans auparavant. Elle mourut au quatrième mois de cette grossesse, à la suite de vomissements incoërcibles (2).

Obs. XXXVII. — Pendant le cours de l'année 1839, une jeune femme, déjà mère de deux enfants, quitta le département de la Vienne, qu'elle habitait ordinairement, pour venir à Paris, passer quelques jours dans sa famille. Elle était au commencement d'une grossesse qui ne lui avait été révélée encore par aucun symptôme. La suppression de ses règles vint bientôt l'en avertir. Pendant ses deux premières grossesses, elle n'avait éprouvé que des nausées et des vomissements peu intenses et de courte durée ; mais cette fois, ils prirent rapidement une violence et une opiniâtreté inaccoutumées. D'abord une grande partie, puis plus tard la totalité des aliments solides furent rejetés presque aussitôt après leur ingestion dans l'estomac. Il en fut bientôt de même des aliments liquides. Et enfin les choses en arrivèrent à ce point, qu'une cuillerée à café d'eau pure ne pouvait être conservée. L'ingestion d'une substance alimentaire quelconque n'était d'ailleurs pas nécessaire pour provoquer des efforts de vomissements, car ils étaient presque continuels.

La malade, qui présentait, avant le début de cette troisième grossesse, tous les attributs de la plus belle santé, fut graduellement réduite par l'abstinence, la douleur et la privation presque complète de sommeil, à un état de maigreur et de faiblesse excessives. Pendant les trois premières semaines qui succédèrent à la manifestation des vomissements, il n'y eut aucun indice de fièvre, quoique le malaise fût persévérant et prononcé. Mais après ce temps, la peau devint chaude et aride, le pouls petit et fréquent, la langue rouge et sèche, et les traits subirent en même temps une altération profonde. Cette malade recevait, avec mes soins, ceux de

---

(1) Rigaud, Schnellbach, thèse, Strasbourg, 1847.
(2) Chailly, Traité d'accouchements.

notre excellent et regrettable collègue Fouquier, qui était médecin de sa famille.

Les médications locales et générales les plus variées et les plus énergiques furent successivement employées ; à plusieurs reprises, nous obtînmes un soulagement passager auquel succèdait bientôt une reprise plus intense des vomissements ; enfin, huit semaines après le début de cette cruelle affection, les accidents gastriques cessèrent ; la malade se plaignit d'abord d'une céphalalgie violente, de l'obscurcissement de sa vue ; puis elle tomba dans une somnolence comateuse presque continue, et seulement quelquefois interrompue par des hallucinations. Cet état se prolongea pendant quatre jours et la malade expira.

La grossesse datait, selon toute apparence, du milieu d'avril ; les vomissements avaient commencé vers le 20 mai, elle succomba le 22 juillet, par-conséquent à la fin du troisième mois de sa grossesse (1).

Obs. XXXVIII. — Vers la fin de la même année, un de nos confrères du département du Loiret, M. Léotard, réclama mes conseils pour une jeune femme alors enceinte de deux mois et demi, et qui, depuis le début de cette grossesse, souffrait de vomissements dont l'intensité et la fréquence s'étaient graduellement accrues.

Au moment où notre confrère m'écrivait, l'amaigrissement de la malade avait fait des progrès effrayants ; le pouls était constamment fébrile, la peau sèche et brûlante, les lèvres écailleuses, la langue rouge, mais encore humide, les vomissements presque continus et accompagnés de violents efforts.

Cette malade, me disait notre confrère, est atteinte d'une névrose extrêmement opiniâtre et douloureuse, et si cet état se prolonge, je ne doute pas qu'il n'ait les résultats les plus graves. Ces circonstances et les renseignements qu'il ajoutait relativement à l'état de l'utérus, m'engagèrent à lui suggérer l'idée d'un avortement artificiel ; la faiblesse de sa cliente empêcha que cette proposition fût acceptée.

Quelques jours après, une amélioration sensible se manifesta sous

(1) **P. Dubois.** Union médicale, 1852.

l'influence présumée d'un lavement préparé avec l'assa-fœtida et la teinture de musc. Cet état rassurant dura trois jours, après lesquels la malade ayant pris un très-petit morceau de gâteau, les vomissements reparurent avec une violence inouïe, et trente-six heures après, la pauvre femme expirait (1).

Obs. XXXIX. — Peu de temps après, un de nos confrères, M. Scellier, me pria de voir avec lui une de ses clientes dont la santé lui donnait de vives inquiétudes. C'était une pauvre femme déjà mère de plusieurs enfants, dont les grossesses avaient été fort heureuses. Mais enceinte de nouveau, elle avait éprouvé, dès le commencement du second mois, des vomissements qui depuis cinq semaines environ étaient devenus très-violents et très-répétés. Lorsque je la vis, elle ne supportait aucun aliment solide ou liquide, quelles qu'en fussent la nature et la quantité. Aussi était-elle réduite à une émaciation et à une faiblesse extrêmes. Occupée d'un commerce de vins en détail, elle avait dû, malgré les exigences de cette profession, garder le lit depuis quinze jours.

Des moyens nombreux locaux et généraux avaient été déjà mis en usage sans succès, mon confrère et moi nous convînmes d'en employer d'autres et de plus énergiques.

Nous devions bientôt revoir cette pauvre femme, mais la veille du jour convenu, je fus prévenu qu'elle avait succombé. Elle était parvenue alors au quatrième mois et demi de sa grossesse (2).

Obs. XL. — Une jeune dame que j'avais assistée dans un premier accouchement, devint enceinte de nouveau peu de temps après. Elle était du nombre assez restreint des femmes chez lesquelles les réactions sympathiques de la grossesse se manifestent presque aussitôt la conception et qui sont averties de leur état par le trouble des fonctions digestives avant de l'être par la suppression de leurs règles.

Il en avait été ainsi dans sa première grossesse, et il en fut de même dans la seconde. Mais cette fois les vomissements furent très-violents et

(1) P. Dubois. Union médicale, 1852.
(2)   *Id.*

très-opiniâtres. Elle était alors loin de Paris et ses parents trop justement alarmés réclamèrent les conseils de M. Chomel, médecin de la famille. Dès son arrivée, notre collègue reconnut facilement la nature, la cause et la gravité des accidents; il proposa les moyens qui lui parurent les plus propres à les atténuer, mais ces moyens et beaucoup d'autres encore furent insuffisants. Les vomissements persistèrent sans aucune rémission et la pauvre malade succomba au milieu de souffrances atroces (1).

Obs. XLI. — M. Chomel et moi, nous fûmes invités à voir dans le quartier Saint-Antoine, une jeune femme malade et proche parente d'un de nos confrères de Paris. On nous apprit qu'elle était au cinquième mois d'une seconde grossesse, et que depuis deux mois elle était tourmentée de vomissements presque incessants.

Elle ne conservait aucun aliment solide ou liquide, sa langue était sèche, sa peau chaude, son pouls fréquent, ses traits fort altérés; des médications nombreuses avaient été employées sans succès.

Cependant, comme on n'avait eu recours encore ni aux bains tièdes et prolongés, ni à l'usage de l'opium, nous pensâmes qu'il serait utile d'en faire l'essai.

Il fut convenu que nous reverrions la malade, mais notre projet ne put se réaliser, la pauvre femme ayant succombé quelques jours après notre visite (2).

Obs. XLII. — Dans l'année qui précéda la mort de notre excellent et bien regrettable collègue, M. Guersant, il m'engagea à voir avec lui et un de nos confrères, dans la maison qu'il habitait rue Sainte-Anne, une dame enceinte, jeune encore, et cependant mère d'une nombreuse famille. Les précédentes grossesses n'avaient été troublées par aucune incommodité sérieuse. Mais cette fois elle avait éprouvé des vomissements intenses répétés et opiniâtres. Sa maigreur et sa faiblesse étaient extrêmes; lorsque je vis cette malade pour la première fois, les vomissements s'étaient suspendus, elle se

(1) P. Dubois. Union médicale, 1852.
(2)   *Id.*

plaignait seulement d'une céphalalgie violente et continue, et elle était habituellement dans un état de somnolence comateuse interrompue par quelques hallucinations. Cet état me parut très-sérieux. La question d'un avortement provoqué fut un instant discutée, mais la gravité du cas et l'improbabilité du succès la firent abandonner. Une médication énergiquement révulsive fut prescrite et employée, mais sans aucun résultat favorable. La malade succomba quelques jours après; le commencement de cette grossesse datait probablement du milieu du mois de novembre, les vomissements se manifestèrent vers le 20 janvier, et elle expira le 22 mars; elle était, par conséquent, enceinte de quatre mois à peu près (1).

Obs. XLIII. — Une jeune dame italienne, enceinte pour la première fois, vint à Paris il y a quelques années; elle était dans le cours du troisième mois de sa grossesse, et depuis six semaines, elle avait commencé à éprouver d'abord des nausées, puis des vomissements qui étaient devenus de plus en plus violents et répétés; elle s'était confiée aux soins d'un de nos confrères, M. Robecchi, son compatriote, qui, depuis cette époque, a succombé à une maladie de courte durée.

La situation de cette malade lui ayant paru très-grave, il s'était adjoint notre collègue, M. Louis, et je fus appelé moi-même quelques jours après. Lorsque je vis pour la première fois cette jeune femme, elle était alitée depuis plusieurs jours; son pouls était fébrile, sa peau chaude et sèche, sa figure profondément altérée. Les vomissements, que provoquait même l'ingestion de quelques gouttes d'eau, étaient d'ailleurs presque continuels. L'insuccès des médications nombreuses et très-variées auxquelles on avait eu recours, détermina naturellement à réclamer les conseils de plusieurs de nos confrères, MM. Rostan, Bouillaud, Danyau et notre ancien et regrettable collègue Baudelocque, furent appelés. Malheureusement, les moyens qu'ils conseillèrent n'eurent pas plus de succès que ceux qui avaient été déjà employés, et cette jeune malade expira un peu avant la fin du troisième mois de sa grossesse (2).

(1) P. Dubois. Union médicale, 1852.
(2) *Id.*

Obs. XLIV. — Un de nos honorables confrères de Paris, M. Focillon, me pria, l'année dernière, de voir avec lui une malade âgée de 35 ans, déjà mère de quatre enfants, et dont la dernière grossesse avait été signalée par un désordre notable, mais heureusement passager, des facultés intellectuelles. Enceinte pour la cinquième fois, elle éprouva dès le commencement de cette nouvelle grossesse des vomissements qui prirent, vers la fin du deuxième mois, une très-grande intensité. A dater de ce moment, l'amaigrissement et la faiblesse de la malade firent des progrès rapides. Cependant un mois plus tard, les phénomènes d'une bronchite, qui, légère d'abord, devint ensuite un peu plus sérieuse, parurent produire une diversion favorable, car les vomissements se calmèrent. Notre collègue, M. Chomel, fut appelé alors et ne constata, comme nous l'avions fait déjà, aucune lésion importante des organes de la respiration.

Cependant la malade continua de s'affaiblir, les vomissements momentanément suspendus reparurent avec une nouvelle intensité, et elle expira vers la fin du troisième mois de sa grossesse (1).

Obs. XLV. — En février 1834, M. Stoltz (2) fut prié par M. le professeur Duvernay, de voir, avec lui et avec M. Goupil, Mme de D....., jeune dame de 25 ans, mariée depuis peu et enceinte de trois mois. Dès là première époque mensuelle manquante, Mme de D..... avait été prise de vomissements, qui ne se manifestaient d'abord que le matin à jeun, mais se déclarèrent bientôt aussi après ses repas et furent enfin suivis de nausées continuelles et de dégoût pour tous les aliments. M. Duvernay, ne voyant dans ces symptômes que les phénomènes exagérés de la grossesse, donna des conseils et prescrivit des remèdes dans le but de modérer ces malaises; le résultat fut très-incomplet. Alors on pensa que ces accidents cesseraient spontanément après le troisième mois; mais il n'en fut rien cependant. Mme de D..... avait beaucoup maigri, se plaignait d'une soif ardente, d'insomnie, d'une pesanteur de tête, elle était constipée et son pouls était accéléré. Les vomissements, loin de s'arrêter ou d'être plus modérés, étaient devenus de plus en plus opiniâtres; les boissons elles-mêmes et les médi-

(1) P. Dubois. Union médicale, 1852.
(2) Gazette médicale, Paris, 1852.

caments n'étaient pas supportés. C'est alors que M. Stoltz fut consulté. On convint de recourir de nouveau et successivement à tous les moyens anti-spasmodiques ordinairement mis en usage dans ces cas ; et comme il existait une grande sensibilité au creux épigastrique, de débuter par une application de sangsues sur cette région. M. Stoltz fut d'avis de ne pas négliger non plus l'application de calmants sur l'organe qui est le point de départ des vomissements, la matrice. Des cataplasmes fortement opiacés furent appliqués dans ce but sur l'hypogastre.

Les vomissements étant devenus moins fréquents et accompagnés de moins d'efforts, à la suite de ce traitement, on crut avoir obtenu une amé-lioration durable ; cet espoir s'évanouit peu à peu. Vers le milieu de mars, la malade s'affaiblit considérablement et tomba dans un état typhoïde, rêvasseries, fuliginosités des lèvres et des dents, sécheresse de la langue, soif inextinguible, bourdonnements d'oreilles, troubles de la vue, petitesse et fréquence très-grandes du pouls, etc. Le 18 mars, les vomissements étaient rares, mais la malade refusait toute espèce de nourriture. On donna à l'intérieur de la glace et on essaya une décoction de quinquina ; la glace fut supportée, mais la malade vomit le quinquina. On donna alors ce remède en lavements, alternativement avec des injections de bouillon précédemment employées.

Tous ces moyens ne purent empêcher le mal d'empirer de jour en jour. La malade tout-à-fait épuisée, tomba à la fin dans un état de stupeur ; son corps exhalait une odeur fétide et elle succomba le 29 mars, au commence-ment du cinquième mois de sa grossesse.

Obs. XLVI. — L'autre fait, rapporté par le même observateur, concerne une dame qui pendant une première grossesse avait déjà éprouvé des acci-dents assez sérieux, arrêtés toute fois au cinquième mois. Cette fois, une partie de la famille, par scrupules religieux, refusa l'avortement. La mort eut lieu au commencement du sixième mois.

Obs. XLVII. — M. le docteur Lambert a publié l'histoire détaillée d'une femme de 34 ans, déjà mère de deux enfants, qui a succombé au commen-cement du quatrième mois d'une nouvelle grossesse, à la suite de vomissements qui duraient depuis le début de la gestation. M. Lambert, malgré des efforts répétés, ne put faire accepter l'avortement par les confrères qu'il consulta (1).

Obs. XLVIII. — Mme Ch...., âgée de 23 ans, mère d'un enfant de deux ans, devint de nouveau enceinte. Sa nouvelle grossesse fut sans accident pendant un mois et demi; mais à partir du 25 août 1853, les vomissements ne commencèrent que pour ne cesser qu'à la mort, qui eut lieu le 17 octobre. L'avortement, qui avait été proposé par M. le docteur Cousin, fut rejeté par un confrère (2).

Obs. XLIX. — Marshal Hall cite un cas où il fut appelé en consultation, et qui eut une terminaison fatale au septième mois. Les vomissements avaient persisté malgré tous les traitements surveillés par un praticien distingué (3).

Obs. L. — Je fus appelé auprès d'une dame en ville. Dans sa première et sa seconde grossesse, elle avait eu des vomissements très-forts, qui persistèrent jusqu'à son accouchement; dans une de ses grossesses, elle alla jusqu'au terme, dans l'autre jusqu'à sept mois. Dans ces deux cas, les vomissements cessèrent après l'accouchement.

Dans sa troisième grossesse, les vomissements avaient été moins forts. Quand je la vis, elle était au sixième mois d'une quatrième grossesse. Les traitements ordonnés par son médecin et ceux que je prescrivis restèrent sans succès. La malade partit pour la campagne et revint sans aucune amélioration; elle était alors au septième mois. Les vomissements allèrent en croissant; mais on observait des changements, des intermittences tantôt de bien, tantôt de mal. Les alternatives de bien duraient peu de temps et finissaient par une forte diarrhée; aussitôt que l'on voulait combattre celle-ci, les vomissements revenaient; il en résulta, dans l'espace de quelques jours, un amaigrissement extrême dont je fus alarmé. Je priai alors la mère de la

(1) Gazette des Hôpitaux, 1852.
(2) Gazette des Hôpitaux, 1852.
(3) Aswell. On parturition. 194.

jeune malade de permettre qu'elle fût préparée à un accouchement prochain ; cette demande fut accueillie sans objection. Je prescrivis d'abord un bain de siége, qui parut aggraver les accidents sans produire l'effet désiré. La grossesse était parvenue alors au septième mois et il me parut impossible que la malade continuât de vivre jusqu'au neuvième. Je proposai en conséquence la provocation de l'accouchement prématuré. Ne voulant cependant pas assumer sur moi seul la responsabilité de cette grave mesure, je priai les parents de m'adjoindre quelque confrère recommandable. Celui qu'ils choisirent adopta sans peine mon opinion quant à la nature de la maladie, mais le danger ne lui parut pas pressant, et il fut d'avis qu'une décision pouvait être remise à quinze jours. Je lui demandai s'il ne pensait pas qu'ayant suivi jour par jour les progrès de la maladie, j'étais plus capable d'apprécier le danger qu'il pouvait l'être lui-même après une visite accidentelle, il convint que je pouvais avoir raison, mais il me demanda le temps de réfléchir. Nous revîmes la malade dans la soirée. Par un hasard malheureux, elle put prendre et conserver une certaine quantité d'aliments sans en être plus souffrante. Mon confrère fut naturellement affermi dans l'opinion qu'il avait exprimée. Je lui fis observer cependant que le changement qui venait de s'opérer n'était qu'une de ces améliorations passagères et trompeuses dont j'avais été déjà témoin plusieurs fois et qui se terminerait probablement par une crise fâcheuse de diarrhée. L'événement ne justifia que trop mon pronostic, et dès le lendemain la situation était devenue extrêmement alarmante. Je lui dis alors que s'il était indécis, je ne l'étais plus, qu'il pouvait, s'il le jugeait convenable, provoquer l'accouchement, que, quant à moi, je croyais le moment favorable entièrement passé. Il en jugea de même et, deux jours après, notre pauvre malade n'existait plus (1).

Nous trouvons dans l'*Union médicale* une observation remarquable de M. le docteur Caradec (2), dans laquelle, après une rémission assez longue pouvant faire espérer une guérison, la mort fut causée par l'explosion d'accidents cérébraux aigüs.

(1) Docteur Haighton-Churchill. Observation on the diseases incident topregnancy. Dublin, 1860.
(2) Union médicale. T. vi, 1860.

Obs. LI. — Mme L...., jeune femme de 22 ans, d'un tempérament sanguin, d'une constitution robuste, habituellement d'une très-bonne santé, se marie au mois d'août dernier. Les règles se montrent un mois après le mariage, puis elles se suppriment au second mois pour ne plus revenir. Le premier mois de sa grossesse se passe bien à part quelques dégoûts et quelques nausées ; mais au second mois, surviennent des vomissements peu fréquents d'abord, apparaissant le matin seulement, et auxquels on ne prête guère d'attention. Ce n'est que quand ces vomissements augmentent de fréquence et acquièrent une certaine intensité, que M. L.... me fait appeler auprès de sa femme. A mon arrivée, je ne constate chez Mme L.... aucun mouvement fébrile ; la peau est douce au toucher, de chaleur normale ; le pouls est souple, régulier, peu développé, assez fréquent, 92-96 pulsations ; mais cette fréquence me paraît plutôt le résultat d'un éréthisme nerveux que celui d'une inflammation organique quelconque, car la langue est nette, humide, sans rougeur ; la région épigastrique n'est pas douloureuse ; il y a de la constipation ; rien à noter par ailleurs ; le facies est bon et ne paraît exprimer aucune souffrance ; au dire du mari, Mme L.... a déjà sensiblement maigri, bien qu'il y ait encore passablement d'embonpoint ; les seins seuls ont conservé une augmentation de volume ; le mamelon est développé, et l'auréole a un aspect noirâtre bien caractérisé.

Je soumets Mme L.... à un régime doux et léger ; je la mets à l'usage des boissons gazeuses, froides et même glacées, dont elle se trouve très-bien. Les vomissements diminuent et finissent par devenir extrêmement rares.

Malheureusement, cette amélioration n'est pas de longue durée. J'avais à peine, depuis quelques jours, cessé de voir Mme L...., qui avait repris ses occupations et ses promenades, lorsqu'un jour on me rappelle en toute hâte. Mme L...., rentrant chez elle, avait été prise tout-à-coup d'une syncope assez prolongée, puis de vomissements réitérés.

A partir de ce moment, voilà aujourd'hui plus d'un mois, ces vomissements sont devenus si rebelles, qu'on peut dire qu'ils ont résisté à toutes les médications les mieux indiquées. Ainsi, les anti-spasmodiques, la glace, les opiacés à l'intérieur ou à l'extérieur, soit en fomentations, soit par la méthode endermique au moyen du vésicatoire, les amers, la teinture d'iode, la potion de Rivière, les bains, l'éther, les pastilles de Vichy, etc., etc. ;

ont été tour-à-tour essayés par moi et par mon confrère, M. le docteur de Léséleuc, appelé en consultation, et aucun de ces agents, continués avec persévérance, n'a produit le plus léger amendement.

A l'heure qu'il est (25 décembre 1859), Mᵐᵉ L.... a dépassé le troisième mois de sa grossesse. Son estomac rejette absolument toute substance, même l'eau prise en si petite quantité que ce soit. La soif est ardente, quoique la langue reste humide, et il est impossible de la satisfaire, puisque rien n'est conservé dans l'estomac, où la malade accuse un sentiment très-vif de brûlure. Il y a un ptyalisme abondant. Une toux stomacale précède les vomissements, qui sont glaireux ou bilieux. Le ventre est un peu rétracté et n'est douloureux sur aucun point. Il n'y a pas de maux de reins. De temps en temps, Mᵐᵉ L.... se plaint de coliques. On obtient avec peine des garde-robes à l'aide de lavements. La faiblesse est extrême. Il y a beaucoup d'angoisse, d'agitation, pas de sommeil, malgré les doses assez fortes de laudanum administrées par le rectum ces jours derniers. Le pouls est petit, très-fréquent, 120 pulsations; la peau est chaude; les pommettes sont colorées par instants. Enfin, la malade, quoique d'une énergie peu commune et d'un moral excellent jusqu'ici, commence à se désespérer et à perdre toute confiance dans les médecins, qui font pourtant tous leurs efforts pour soutenir son courage et sa patience, et lui dissimuler la gravité de sa position. La maigreur est considérable relativement à son embonpoint passé et marche vers le marasme. En un mot, l'état de Mᵐᵉ L.... nous paraît des plus inquiétants.

Après une consultation demandée au comité de l'Union médicale, M. Caradec eut recours aux fomentations ou onctions de belladone sur le ventre, à la potion de Rivière modifiée avec la morphine. Voyant que l'état de sa malade allait toujours en s'aggravant, il avait porté sur le col utérin 50 centigrammes d'extrait de belladone, rendu plus consistant par l'addition d'un peu de poudre d'amidon.

Il importe de noter ici les effets produits par cette application locale de belladone. Ces effets commencèrent à se faire sentir au bout d'une heure sur les pupilles, qui se dilatèrent. Deux heures et demie après, survinrent les accidents suivants : Suppression complète du ptyalisme, qui avait été très-abondant jusque-là ; sécheresse de la gorge ; difficulté, puis impossibilité de la déglutition ; facies rouge, animé ; yeux brillants ; pupilles très-dilatées ; peau chaude et sèche ; pouls très-petit,. ne pouvant être compté ; agitation ; délire, etc. Le docteur Caradec s'empressa d'administrer l'opium à doses assez élevées en lavements, et bientôt tout cet orage s'apaisa. Le lendemain, il n'y en avait plus aucune trace. Mais, chose cruelle ! les vomissements reparurent aussitôt et poursuivirent leur marche désespérante. C'était affreux à voir, dit notre confrère.

Enfin, au bout de quelques jours, le 29 décembre, il eut l'idée de donner la décoction blanche de Sydenham, qui fut tolérée, ainsi que quelques grains de raisin. Quelques gouttes d'élixir des Chartreux, sur du sucre, passèrent également. La malade, ce jour-là, manifesta le désir de manger une prune. Quelque bizarre que parût cette idée, le docteur Caradec s'empressa de la satisfaire, et il eut lieu de s'en féliciter, car cette prune fut digérée. Le 30, Mme L.... demanda des carottes ; le 31, des salsifis ; et ces aliments ne furent pas rejetés.

Aussitôt une amélioration notable se manifesta. Mme L.... put prendre des bouillons, puis de légers potages. La faim devint telle, que les médecins eurent beaucoup de peine à régler l'alimentation. Mme L.... se sentait capable, disait-elle, de manger un pain de 12 livres. On ne permit, toutefois, qu'une alimentation douce, modérée et réparatrice.

Sous l'influence de ce régime, les forces commençaient déjà à revenir, les nuits étaient excellentes, Mme L.... avait recouvré sa gaîté et formait une foule de projets ; plusieurs jours s'étaient passés ainsi, lorsque le 7 janvier, elle est prise brusquement de mal de tête et de fièvre : « J'avais laissé la malade tellement bien ce jour-là, dit le docteur Caradec, que je ne vins la voir qu'à huit heures du soir. Son mari ne la croyant pas en danger ne m'avait pas fait avertir. Je fus frappé des changements qui s'étaient opérés si vite chez Mme L.... Je trouvai la peau chaude et aride ; le pouls petit et misérable, à plus de 120 ; les pommettes colorées, l'œil hagard ; la parole brève ; de l'incohérence dans les idées ; de la céphalalgie frontale. J'eus recours tout de suite à des sinapismes promenés sur les extrémités inférieures, à des applications réfrigérantes sur le front et à un lavement purgatif avec 50 grammes de sulfate de soude. Je fis prévenir mon collègue de l'hôpital, le docteur Léséleuc, qui ne devait plus revoir la malade que dans huit jours, pour mieux apprécier les progrès de la guérison, tant il avait trouvé Mme L.... dans de bonnes conditions deux jours auparavant. Comme moi, il fut effrayé des nouveaux désordres, qui acquirent tous les caractères d'une méningite foudroyante. La nuit du 7 janvier fut très-agitée et sans sommeil. Le 8, nous jugeâmes la position si grave, que nous appelâmes à notre aide un des plus honorables confrères de Brest, le docteur Duverger, notre doyen et notre maître à tous. L'état de la malade lui parut tout de suite désespéré, et il ne vit pas autre chose à faire que ce que nous avions prescrit, c'est-à-dire des vésicatoires aux jambes, 30 centigrammes de musc, de la glace sur la tête et un lavement purgatif. Malgré ce traitement, le mal marcha avec une rapidité désolante. Cette journée du 8 fut terrible. Le délire augmenta de plus en plus ; toute trace de raison disparut peu à peu ; puis survint une sueur profuse et le coma. Les lèvres, les dents, la langue se séchèrent ; la soif devint ardente, et le pouls, de plus en plus filiforme, acquit une fréquence qui ne permit plus de le compter. Nous crûmes que cette scène navrante se terminerait le soir ; néanmoins, elle se prolongea jusqu'au lendemain, onze heures du matin. »

Mort après Avortement ou Accouchement prématuré spontané.

Nous devons placer ici une observation tirée de la pratique de M. le docteur Delcroix (1), dont le mode de terminaison n'est pas sans analogie avec la précédente.

Obs. LII. — Mme F...., mariée le 7 août 1858, fit une fausse couche deux mois et demi après son mariage. Pendant cette première grossesse, elle eut des maux de cœur et des vomissements tous les matins. Toutefois, elle mangeait et digérait sans vomir ses aliments. Elle se remit assez facilement de cette fausse couche, mais elle conserva, pendant un certain temps, des douleurs dans le ventre.

Seconde grossesse en juin 1859. Les maux de cœur et les vomissements ne tardèrent pas à reparaître. Pendant les quatre premiers mois, Mme F....

(1) Union médicale, 1860. T. vi, p. 11.

vomit tous les jours au moins une fois, le plus souvent deux fois. Les vomissements étaient presque toujours bilieux. Après ces quatre mois, ils cessèrent, et Mme F.... se trouva assez bien portante pendant une quinzaine de jours. Au bout de ce temps, elle fut prise, un soir, tout-à-coup de frisson et de céphalalgie violente.

Un premier médecin appelé ne voulut rien prescrire, à cause de l'état de grossesse. Trois jours plus tard, la céphalalgie persistant avec la même intensité, un deuxième médecin fut mandé. Celui-ci fit appliquer des sangsues derrière les oreilles, et promener des sinapismes sur les membres inférieurs. A la suite de ces applications, une éruption se manifesta sur toute la surface du corps et disparut au bout de trois jours. Cette éruption, d'une nature douteuse pour le médecin, était vraisemblablement la scarlatine, si l'on en juge par la desquamation générale qui en fut la suite et par les grands lambeaux d'épiderme qui se détachèrent des pieds et des mains.

L'application des sangsues avait fait cesser la céphalalgie ; mais les vomissements reprirent avec une fréquence et une abondance inconnues jusqu'alors. Il y avait au moins huit ou dix vomissements tous les jours. Mme F.... mangeait peu et vomissait tout ce qu'elle prenait. Cet état, accompagné de battements très-incommodes dans le creux de l'estomac, s'aggrava malgré les sangsues à l'épigastre, malgré tous les moyens mis en usage pour modérer les accidents.

Enfin, le 31 décembre, Mme F.... accoucha d'un fœtus qui avait un peu plus de six mois. La couche fut très-sèche et à peine marquée par quelques traces de sang. La sortie de l'enfant et du placenta eut lieu de la manière la plus naturelle. Il n'y eut point d'écoulement de lochies. Aussitôt après la délivrance, les vomissements cessèrent presque complétement. Mais la méningite alla toujours croissant, et si rapidement, que le 2 janvier 1860, à sept heures du matin, la malade avait cessé d'exister.

Obs. LIII. — Le 21 octobre, je vis une femme au huitième mois de la grossesse. Six semaines avant que je fusse appelé, elle avait été prise de bronchite et de fièvre, et, au bout de quinze jours, de vomissements très-forts qui continuaient sans interruption. Je trouvai un grand amaigrissement, la face grippée, les lèvres sèches et fendillées, la langue couverte d'aphtes,

ainsi que là cavité buccale, le pouls était à 120. Malgré les meilleurs traitements, surveillés par deux praticiens distingués, la malade avait dépéri de
plus en plus, et il était évident qu'elle succomberait, à moins de changements immédiats. Ici, il ne pouvait exister aucun doute sur la cause qui
était l'augmentation de volume de l'utérus, et aucun espoir de guérison, si
ce n'est la déplétion. Je proposai le travail prématuré s'il ne survenait pas
de changement notable. Le 23 octobre, à onze heures du matin (la nuit précédente, les vomissements avaient été continuels), le pouls était très-fréquent
et très-faible. M.... ponctionna les membres; au même instant les vomissements cessèrent et la malade se trouva mieux. Les douleurs se firent sentir
et, à six heures du soir, l'enfant sortit suivi du placenta et, un quart-
d'heure après, l'utérus était fortement rétracté; peu de temps après il se
relâcha et se ramollit, et il s'en écoula une grande quantité de liquide séro-
sanguinolent. Malgré tous nos efforts, l'hémorrhagie continua, et la mort
arriva à quatre heures du matin. L'impression que ceci me produisit fut que,
si l'on avait pratiqué l'opération plus tôt et débarrassé ainsi l'utérus, les
suites auraient été moins funestes. Il faut pratiquer l'opération aussitôt que
l'on voit les remèdes rester sans effets. (Robert Lee.)

Dans les observations précédemment citées, on a pu déjà voir quelques
exemples de mort après avortement provoqué, le suivant est emprunté à
M. P. Dubois (1).

Obs. LIV. — Une dame américaine, cliente de notre confrère M. Trousseau, s'était mariée à l'âge de 30 ans, et elle devint enceinte peu de temps
après; dès ce moment la grossesse fut compliquée de vomissements
excessifs.

Malgré le nombre, la variété et l'énergie des moyens employés pour les
combattre, ils persistèrent avec une désespérante intensité. Notre confrère me parla de cette malade en me prévenant que, sans doute, il
réclamerait mon assistance, se promettant bien de le faire en temps utile.
Cependant, soit en raison de la rapidité imprévue des accidents, soit à cause

(1) Union médicale, 1852.

9

de l'hésitation bien naturelle avant de prendre un parti aussi grave que celui de l'avortement provoqué, je ne fus prévenu qu'à une époque très-avancée de la maladie.

Déjà une céphalalgie intense et continue, un obscurcissement très-notable de la vue, quelques légères divagations, une sécheresse excessive de la bouche et de la gorge, une soif inextinguible, une faiblesse inouïe, attestaient que la maladie avait atteint la dernière période.

Après avoir exposé au mari l'extrême gravité de la situation, nous parlâmes, mon collègue et moi, de la provocation de l'avortement comme d'une ressource extrême à laquelle on pouvait recourir, mais avec peu de chance de succès; nous avions dû présenter cette espérance avec une extrême réserve. Cependant, après un instant de réflexion calme et froide en apparence, et qui dissimulait mal une profonde douleur, le mari demanda que cette chance de salut fût tentée.

La pauvre malade y consentit elle-même. Quelques heures après, j'introduisis une sonde dans l'utérus, et perforai les membranes de l'œuf. Une très-petite quantité de liquide amniotique s'écoula. Cependant cette première partie de l'opération fut suivie d'une amélioration très-sensible. Les vomissements furent soudainement suspendus.

La malade qui, depuis quelques jours n'avait pu qu'humecter sa bouche, but sans peine et sans nausées un mélange d'eau et de vin de Xérès glacés, ainsi qu'un mucilage léger de graine de lin.

Dans la journée, des douleurs utérines se manifestèrent, et l'avortement eut lieu vers le soir.

La malade avait bu et parfaitement conservé d'abord l'eau mucilagineuse et du lait, puis plus tard du bouillon gras glacé. Cependant, quoique dans la première heure qui suivit l'opération, la patiente eût pris plus de substance qu'elle n'en avait pu conserver pendant le cours des six dernières semaines, il était bien difficile que les effets de cette longue abstinence fussent atténués. La faiblesse excessive, la contraction des pupilles, le trouble de la vision et de l'œil persistèrent au même degré.

Vers la soirée du premier jour, vingt-quatre heures environ après l'opération, la peau parut se refroidir; la nuit, d'abord assez calme, devint agitée, et vers la matinée, la malade se plaignit d'une dyspnée qui s'aggrava rapidement et fut remplacée, quelques heures après, par une prostration extrême, pendant laquelle elle s'éteignit sans douleurs.

COMPLICATIONS.

Les complications graves que l'on observe dans les cas de vomissements opiniâtres sont, le plus souvent, occasionnées par des maladies préexistantes dont les symptômes se développent d'une manière redoutable, soit sous l'influence de la grossesse, soit sous l'influence des vomissements dont la fréquence et la durée portent dans l'état général de la femme un trouble si inquiétant. C'est ainsi que M. Vigla (1) a vu les accidents d'une tuberculisation pulmonaire marcher avec tant de rapidité, que l'on ne put songer à l'emploi de moyens énergiques qui auraient peut-être pu sauver la malade.

Obs. LV. — « La malade avait commencé à tousser le 6 avril, elle continua les jours suivants, sans que ce symptôme eût rien de pénible pour elle; un moment je crus que les accidents gastriques allaient diminuer sous l'influence de l'affection thoracique; il n'en fut rien, et, sous l'influence funeste de ces deux causes réunies, l'épuisement augmenta dans une progression effrayante et la malade succomba dix jours après. »

Des accidents nerveux de diverses natures, des attaques épileptiformes ou éclamptiques, peuvent compliquer d'une manière fâcheuse l'affection qui nous occupe.

Obs. LVI. — *Vomissements opiniâtres compliqués consécutivement d'accidents convulsifs chez une femme enceinte de sept mois ; on provoque l'accouchement pendant le huitième mois ; guérison (2).* — Une jeune fille âgée de 17 ans, d'un tempérament nerveux, d'une bonne

(1) Gazette des Hôpitaux, 1846.
(2) Laborie. Leçons de M. P. Dubois. Union médicale, 1848.

santé, devint enceinte, et sous l'influence de la grossesse, fut soumise à différentes incommodités, surtout aux vomissements. Contre cette affection, on employa les émissions sanguines, les révulsifs, les résolutifs, les sédatifs, le tout sans fruit.

Au septième mois de la grossesse, la malade fut admise, vers le milieu d'octobre 1830, à la Clinique de Pavie; ellé était réduite à une extrême maigreur, tourmentée par la faim, elle ne pouvait supporter aucun aliment, l'estomac les rejetait tous. On ne put soutenir la malade qu'à l'aide de consommés et de chocolat à l'osmazome; la petite portion qui était absorbée nourrissait davantage la malade.

A la fin d'octobre, le vomissement se convertit en spasme très-douloureux de l'estomac, bientôt les efforts convulsifs s'étendirent à tout le corps. La malade fut prise de tremblements universels et de convulsions musculaires. Durant l'accès, l'intelligence se troublait, le visage s'animait, les yeux devenaient rouges, les jugulaires étaient gonflées et les carotides battaient avec force et avec vitesse; à la fin de l'accès, la bouche était couverte d'écume. On prescrivit successivement deux saignées, des opiacés, un vésicatoire à l'épigastre; ce dernier moyen amena quelque amélioration, mais momentanément, au bout de quelques jours, les convulsions générales revinrent plus fortes et prirent entièrement la forme de l'éclampsie. A mesure que la grossesse avançait, les accès devenaient plus fréquents et plus violents. On en compta jusqu'à quinze dans l'espace de neuf jours. On essaya des immersions des quatre membres dans l'eau chaude durant le temps de calme, et l'eau froide sur la tête durant les accès. Rien ne réussit, la mort devenait imminente, on se décida à provoquer l'accouchement prématuré.

Le 13 novembre, à une heure de l'après-midi, on fit la ponction de l'œuf et on évacua toutes les eaux de l'amnios. Les douleurs ne commencèrent que le lendemain à six heures du soir. Dans cet intervalle de vingt-quatre heures il n'y eut qu'une seule attaque; mais durant les douleurs de l'enfantement, il y eut de temps à autre des efforts manifestes de convulsions, mais elles restaient faibles. Enfin au bout de deux heures, la patiente mit heureusement au monde un enfant de huit mois, vivant et bien portant.

Avec la grossesse s'évanouirent, comme par enchantement, les convulsions générales et même celles de l'estomac si anciennes et si opiniâtres, et après avoir convenablement rétabli ses forces, l'accouchée sortit de la Clinique parfaitement guérie.

Obs. LVII. — Une dame, âgée de 27 ans, devint enceinte pour la seconde fois dans les premiers jours de mai 1851, et dès le 20, les vomissements commencèrent pour ne plus cesser. On essaya, pour les arrêter, tous les moyens connus, mais sans obtenir la moindre amélioration. M. Cazeaux fut appelé en consultation quand déjà elle ne pouvait plus avaler quelques gouttes d'eau sans éprouver des crises atroces. Il refusa de pratiquer l'avortement, auquel cette dame s'était résignée après une vive résistance, voyant bien qu'il n'y avait plus pour elle d'autre ressource. Quelques jours après, M. Dubois à qui l'on s'était adressé, pria M. Depaul de se rendre près d'elle, quoi qu'elle fût dans l'état le plus grave. M. Depaul, cédant aux instances de la famille, pratiqua l'avortement au moyen de l'éponge introduite dans le col pour le dilater. Il y eut amélioration dans l'état de la malade, mais dès le lendemain de l'opération, un peu après l'extraction du délire, des attaques d'éclampsie bien caractérisées survinrent et se répétèrent jusqu'à la mort.

Cette dame n'a donc pas succombé, comme l'a soutenu M. Cazeaux, à la continuation des accidents, mais bien à ces attaques répétées d'éclampsie [1].

Obs. LVIII. — *Vomissements opiniâtres pendant tout le cours de la Grossesse.* — *Attaques épileptiques.* — *Belladone sur le col utérin, avec symptômes prononcés d'intoxication.* — *Insuccès.*

Cette observation qui appartient à M. Blot, est empruntée à la thèse de M. Guéniot.

Bignon, âgée d'environ 25 ans, entre à l'hôpital des Cliniques le 28 juin 1855. Elle est enceinte pour la troisième fois. Sa première grossesse a été marquée par de nombreux vomissements. Ces derniers ont été rares dans la deuxième, qui s'est terminée en 1853 par un accouchement spontané à terme. Six semaines après, elle commença à vomir chaque jour cinq ou six fois après chaque repas. La menstruation, qui autrefois était régulière, ne s'est montrée que trois fois depuis cette époque, c'est-à-dire depuis deux ans et demi. Redevenue enceinte, elle ne s'aperçut de sa grossesse que vers le milieu de mars 1855, époque à laquelle elle commença à sentir les mouvements de son enfant. Elle ajoute que, depuis le mois de novembre, les vomissements ont été plus abondants et plus pénibles.

Aujourd'hui elle vomit tout ce qu'elle prend à l'exception de pain sec, surtout quand il est rassi et pourvu de croûte. Elle le conserve alors presque complétement. Au contraire, potages, soupes, viandes, légumes, bouillons sont rejetés d'une façon à peu près absolue.

Au mois de mars 1855, cette femme dit avoir eu pour la première fois des attaques de nerfs, qu'elle ne caractérise pas bien et qui se sont reproduites trois fois pendant la semaine dernière. Aujourd'hui, jour de son entrée, elle en a une en notre présence. Cette attaque consiste en une roideur générale avec convulsion presque exclusivement tonique. La tête est tournée du côté gauche, les yeux en haut et à gauche; les paupières restent ouvertes et ne sont le siége d'aucun clignement; les pupilles se dilatent notablement; les muscles du cou et des membres sont dans un état presque tétanique; mâchoires fortement serrées avec quelques grincements de dents; un peu d'écume à la bouche; expression de souffrance et de suffocation. Insensibilité incomplète sur toute la surface du corps; perte de connaissance pendant le fort de l'attaque; la malade ne se souvient pas des circonstances qui ont signalé le début de l'accès. L'urine extraite avec la sonde est claire et limpide; traitée par la chaleur et l'acide azotique, elle ne renferme pas d'albumine, quoique retirée aussitôt après l'attaque. La cessation de l'accès est immédiatement suivie du retour de la connaissance et d'efforts presque continuels de vomissements. Souvent l'attaque est précédée de douleurs à la région épigastrique et de la sensation d'une boule mobile.

La malade perçoit très-bien les mouvements de son enfant, et ces derniers, d'après son dire, seraient souvent plus violents avant la manifestation des vomissements. Elle ne présente ni fièvre, ni amaigrissement considérable. Quelques douleurs lombaires.

Malgré le caractère sérieux de cette affection, M. Dubois ne discute point la question de l'avortement provoqué, vu l'état assez satisfaisant de la santé et prescrit un vésicatoire volant à l'épigastre (28 juin). Les vomissements persistent comme auparavant.

Le 1ᵉʳ juillet (neuf heures du matin), examen de la femme au spéculum. Col gros·et viôlacé ; hypertrophie des follicules mucipares et ulcération superficielle au niveau de l'orifice ; écoulement assez abondant d'une matière blanche assez tenace qui adhère au col. Pas de sensibilité exagérée, ni à la surface, ni dans la·cavité cervicale. Pas de suintement sanguin au contact du pinceau qui essuie le col.

Toute la surface vaginale du col utérin est badigeonnée avec de l'extrait de belladone rendu demi-liquide. Un petit bourdonnet de ouate, imbibé de la même substance, est introduit dans la cavité cervicale et recouvert d'un bourdonnet plus volumineux, également empreint d'extrait de belladone.

Nouvelle attaque épileptiforme d'une minute ou deux (la troisième depuis son entrée) ; pas d'albumine dans l'urine.

A une heure de l'après-midi, l'influence de la belladone commence à se manifester par de la céphalalgie, l'état vultueux de la face, la chaleur de la peau, les troubles de la vision..... A six heures du soir, résolution générale, face rouge, congestionnée, embarras de la parole, céphalalgie intense, pouls fort et fréquent, à 120 ; mydriase, hallucinations. Sensibilité conservée, main obtuse, langue sèche, soif intense, urine claire, d'un jaune ambré ; respiration exagérée, somnolence. — Bruits du cœur fœtal, à 150. Mouvements de l'enfant moins violents.

A cinq heures et demie, une deuxième attaque s'était produite ; la première eut lieu à onze heures du matin.

La ouate est extraite et la belladone enlevée par un lavage opéré sur le col utérin. Depuis l'application de la belladone, la malade a mangé un peu de choux-fleurs et de pain, et a bu plus d'un litre de tisane. Elle n'a eu ni nausées ni vomissements. Les symptômes d'intoxication disparaissent vers dix heures du soir ; la nuit est un peu agitée ; rêvassant dès qu'elle sommeille.

Le 2 juillet, la malade ne conserve plus que quelques douleurs dans les genoux et un peu de trouble de la vue. Les bruits du cœur fœtal sont moins fréquents, moins forts (140) que la veille. L'usage de l'extrait mou de belladone est continué, mais à dose plus de moitié moindre qu'hier, et appliqué également sur le col utérin. — A sept heures du matin, la malade avait pris une tasse de chocolat qu'elle a vomi.

Le soir, quelques phénomènes d'intoxication. Choux-fleurs et pain ont été gardés; mais moitié de la tisane, à peu près, a été rendue. Une soupe prise à l'instant est aussitôt vomie qu'ingérée. Attaque dans la journée.

Le 3 juillet, nouvelle application de belladone sur le col utérin, suivie des mêmes phénomènes que précédemment, mais à un moindre degré. Les vomissements continuent comme par le passé, à l'exception des croûtes de pain rassi. Enfin, *le 4 juillet*, la malade ennuyée de son séjour à l'hôpital et peut-être aussi découragée de l'insuccès de son traitement, veut absolument retourner chez elle. Elle n'était entrée à la Clinique que pour ses vomissements.

Nous trouvons encore, dans diverses observations déjà rapportées, des circonstances qui doivent prendre place au chapitre des complications.

C'est ainsi que M. le professeur Depaul s'est trouvé une fois en présence d'une occlusion complète du col : Lobstein en rapporte aussi un exemple. Les autopsies nous ont révélé, tantôt un kyste pileux (Nonat), d'autres fois des tumeurs fibreuses, des calculs biliaires, etc., etc..... Une diarrhée considérable peut survenir comme complication fâcheuse.

MM. Vigla et Caradec ont observé un ptyalisme abondant et continuel qui contribua notablement à épuiser leurs malades.

Dans le fait de Catherine O'C....., W. Tyler Smith remarqua des ulcérations aux hanches et aux fesses; Robert Lee a signalé une grande quantité d'aphtes tapissant toute la muqueuse buccale; M. Vigla, le développement dans la bouche et le pharynx de matières pultacées analogues au muguet; Lobstein, l'existence d'une inflammation gangreneuse de la bouche, en même temps qu'on observait, aux doigts de la même malade, des ulcérations sanieuses.

DIAGNOSTIC.

L'étude du diagnostic dans les vomissements opiniâtres nous a remis en mémoire le précepte d'un maître vénéré, il nous semblait à tous un paradoxe, l'on reconnaît cependant qu'il est parfois d'une grande utilité, quand on se trouve aux prises avec les difficultés de la pratique.

M. le professeur Pajot nous disait : Lorsqu'on est appelé pour pratiquer un accouchement, la première chose que l'on ait à faire, c'est de s'assurer que la femme est enceinte. Le même précepte doit être rigoureusement mis en action par le médecin qui se trouve en face de vomissements incoërcibles. Donc :

1° La femme est-elle en état de grossesse ?

2° Si elle est enceinte, quelle est la cause des vomissements ?

3° Si la grossesse est douteuse, existe-t-il un état pathologique pouvant occasionner les vomissements opiniâtres ?

Cet ordre que nous adoptons avec M. Guéniot, nous a paru le plus logique ; il embrasse complétement l'étude du diagnostic.

Nous avons vu que les vomissements opiniâtres dus à la grossesse, se montrent le plus souvent dès le début de la gestation ; la première question que nous nous sommes posée est donc capitale ; elle réclame souvent, pour être résolue, toute l'attention du médecin. Trop heureux quand, après une étude sévère, il peut asseoir son diagnostic, et par conséquent le traitement, sur un terrain plus solide que celui des probabilités.

1° Quels sont donc les signes des premiers temps de la grossesse ?

Il est généralement admis que quand une femme, jusque-là régulièrement réglée, bien portante, en position de devenir enceinte, voit subitement disparaître le flux menstruel, il est admis, disons-nous, que cette femme

est grosse. Si ce signe seul ne peut pas entraîner une certitude, il doit néanmoins laisser dans l'esprit du médecin une présomption fondée.

Peu de temps après la conception, l'ombilic présente une particularité
emarquable, le pourtour en est sensible, quelquefois douloureux, il s'ex-
cave d'une manière notable pendant les trois premiers mois, il revient peu
à peu à son état normal pour former ensuite une saillie dans les derniers
mois de la gestation.

Chez les primipares, il est un autre signe qui offre une grande valeur.
Au début de la grossesse, les seins présentent une augmentation manifeste
dans leur volume, les tubercules qui entourent le mamelon deviennent plus
saillants ; enfin l'auréole si peu développée chez la femme qui n'a pas conçu,
prend une teinte foncée, brune, et qui ne tarde pas à devenir noirâtre.
Quelques observations montrent même, chez des primipares atteintes de
vomissements opiniâtres, les mamelles former un contraste remarquable
avec la maigreur générale.

Enfin, on ne devra pas omettre l'exploration des organes génitaux. Nous
voyons, en effet, que c'est à l'aide du toucher que M. le professeur Depaul
put affirmer, dans un cas de vomissements incoërcibles, que la femme
n'était pas enceinte ; il avait reconnu un col vierge.

Nous le répétons, si nous avons tenu à rappeler tous ces signes d'une
grossesse commençante, chez une femme antérieurement bien portante, c'est
que l'affection qui nous occupe débute généralement, dès les premiers mois,
dans cette période où le médecin n'est guidé que par des signes rationnels.
Écoutons la parole autorisée de M. P. Dubois (1).

« Ainsi, il faudrait d'abord être certain que les vomissements se manifestent réellement à l'occasion d'une grossesse. Ils peuvent, en effet, se
montrer dans d'autres cas, et comme les vomissements n'apparaissent
généralement que pendant les deux ou trois premiers mois de la grossesse,
on peut se trouver fort embarrassé pour porter un diagnostic sur la nature
des vomissements ; car, à cette époque, on ne peut toujours reconnaître la
grossesse. Nous citerons, à l'appui de cette manière de voir, l'observation
suivante :

(1) Laborie. Leçons de M. P. Dubois. Union médicale, 1848.

» *Obs. LIX. — Vomissements opiniâtres survenant au deuxième mois de la grossesse. — Mort de la malade.*

» En 1844, dit M. le professeur Dubois, je fus appelé en consultation pour examiner une dame italienne, mariée depuis quelques mois. Cette malade avait eu, avant son mariage, une suppression de règles, et cet accident s'était accompagné de nausées et de vomissements qui ne cessèrent qu'avec le retour du flux menstruel.

» Elle s'était mariée à la fin de décembre, et en février 1844, elle avait vu ses règles comme à l'ordinaire. En mars, elle ne parurent plus, et vers la fin de ce mois apparurent des vomissements opiniâtres. Cet accident en était arrivé à la deuxième période que nous avons signalée; il y avait réaction fébrile, acidité, etc., en un mot, tous les symptômes qui se montrent à ce degré de la maladie. C'est alors que je fus appelé. Les médecins qui soignaient la malade n'étaient pas certains qu'il y eût véritablement grossesse. Au toucher, je reconnus que l'utérus était manifestement développé, et il me paraissait que si la grossesse existait, elle devait être arrivée au deuxième mois. On ne fut pas néanmoins de cet avis, et l'on ne voulut rien tenter. Le 14 mai, la malade succomba et on reconnut qu'il y avait une grossesse parvenue environ au troisième mois; et comme on le sait, c'est à peine si, à cette époque, on peut apprécier positivement son existence. »

2° Le point de départ de nos recherches a été résolu par l'affirmative, la femme est enceinte. A quelle cause faut-il attribuer les accidents que nous sommes appelés à combattre? La réponse à cette question est d'une extrême importance; si elle n'est pas résolue, nous marchons dans les ténèbres, et le traitement vient presque toujours échouer contre l'insuffisance du diagnostic. Malheureusement il arrive trop souvent que jusqu'au terme fatal, malgré les efforts persévérants les mieux entendus, il nous est impossible de dégager l'inconnue. Cependant, nous venons de faire entrevoir les cas exceptionnels, nous donnerons un assez grand nombre d'exemples de bons diagnostics, couronnés d'heureux succès.

Il faudra donc examiner avec la plus scrupuleuse attention tous les organes en particulier. Rechercher si la cause ne gît pas dans une position

vicieuse de l'organe gestateur ; s'il n'y a pas oblitération des orifices ; s'il n'y
a pas enclavement, comme dans l'exemple remarquable de M. René Briau.
Le col est-il douloureux ? Est-il le siége d'ulcérations ? Les fonctions digestives sont-elles en souffrance ? Il faudra examiner s'il n'existe pas une hernie ,
un état inflammatoire de l'estomac ou une lésion organique de ce viscère ,
etc. , etc.

3° Si la grossesse est douteuse, c'est alors que le diagnostic différentiel
devra être fait avec plus de soins encore. Dans une circonstance aussi grave,
aussi difficile, pas un moyen ne doit être négligé. Les antécédents doivent
être interrogés en détail ; quelle est la date des vomissements ? Si nous
trouvons, chez une primipare, que cet accident a précédé le mariage , nous
avons là une indication précieuse ; examinons attentivement les plans apo-
névrotiques, il existe peut-être une hernie dont le pincement donne lieu à
tous les accidents. Pipelet en rapporte un cas remarquable (1).

Obs. LX. — Une dame, âgée d'environ 30 ans, avait été sujette, dès
sa plus tendre jeunesse, à des douleurs d'estomac, accompagnées de vomissements. L'usage du corps de baleine réprima ces accidents. Après le
mariage, elle fut moins exacte à porter le corps, et elle éprouva les mêmes
accidents que son usage avait fait disparaître ; mais on les attribua à un
commencement de grossesse. Ils continuèrent pendant tout le temps qu'elle
porta son enfant, et l'accouchement ne l'en délivra point. Je fus appelé par
M. Le Hoc, médecin, environ deux mois après la couche ; elle souffrait des
spasmes et des vomissements, allait très-rarement à la garde-robe, et ne
digérait pas même le bouillon ; elle était presque dans le marasme, et retenue
au lit par un épuisement. M. Le Hoc soupçonnait une hernie ombilicale ;
dans mes recherches, je sentis une tumeur très-petite, pincée dans la ligne
blanche, un peu au-dessous du cartilage xiphoïde. Je ne doutai pas que ce ne
fût une portion de l'estomac retenu ; j'en fis la réduction. La malade fut laissée
à mes soins ; j'eus la satisfaction , dès l'instant de l'application du bandage,
de voir cesser tous les accidents ; la digestion se fit peu à peu, les forces
revinrent et la malade ne s'est ressentie, depuis, d'aucun des accidents qui

(1) Mémoires de l'Académie royale de Chirurgie, T. IV ; p. 196.

dépendaient essentiellement de cette hernie : depuis trois ans, le bon état de sa santé s'est parfaitement soutenu.

L'aménorrhée consécutive à un état chlorotique lui-même compliqué, soit d'accidents nerveux, soit d'une tuberculisation du cerveau ou des organes de l'abdomen, qui peuvent donner lieu à des vomissements revêtant le caractère incoërcible, suffit d'être signalée pour que l'attention soit vivement portée de ce côté, pour que l'exploration des poumons soit faite avec soin.

M. Guéniot vient de publier dans la *Gazette hebdomadaire* (12 mai 1865), un cas de vomissements incoërcibles observé chez une femme enceinte, atteinte de tubercules du cervelet. Cette observation remarquable a suggéré à ce médecin des considérations importantes au point de vue du diagnostic.

Obs. LXI. — «Geneviève G..., âgée de 34 ans, couturière, est apportée à la Clinique d'Accouchements le 21 janvier 1865, munie d'un certificat signé de deux médecins. Ces derniers attestent que la malade, en état de grossesse, est atteinte de vomissements opiniâtres dont aucun moyen n'a pu triompher. Ils regardent, en conséquence, « l'avortement » provoqué comme la seule chance de salut.

Cette femme, examinée et interrogée avec soin, se présente à nous dans les conditions suivantes :

Enceinte d'environ huit mois, elle a senti les premiers mouvements de son enfant à partir de cinq mois et demi, et depuis cette époque elle vomit chaque jour trois, quatre ou cinq fois. Ces vomissements s'effectuent sans de grands efforts et n'ont rien de régulier dans leur retour : tantôt ils se produisent le matin à jeûn, et tantôt après l'ingestion d'aliments ou de boissons. Dans le premier cas, les matières rejetées sont liquides et bilieuses ; dans le second, elles se composent des substances ingérées. Quelle qu'en soit la nature, aucune de ces dernières n'est conservée : aussi la malade, quoique non complétement dépourvue d'appétit, s'abstient-elle parfois de manger, se laissant presser de le faire dans la crainte de vomir. Sa bouche est acide ; mais la langue offre un aspect normal, et la région épigastrique n'est point sensible à la pression.

Malgré la persistance des vomissements, la malade ne paraît pas très-amaigrie; elle conserve encore de l'embonpoint et une certaine force musculaire. Elle présente un teint sombre et mat, un air triste et un aspect *vieillot* assez prononcé.

Un mois avant l'apparition des vomissements, la grossesse, qui jusque-là avait été exempte de tout accident, même des phénomènes sympathiques ordinaires, s'est tout-à-coup compliquée de fièvre, d'agitation, de malaise, et surtout d'une douleur extrêmement vive et fixe dans la région sincipitale. Depuis lors la fièvre a disparu complétement après plusieurs jours de durée ; mais la douleur a persisté, en présentant des exacerbations le plus souvent nocturnes, et d'une telle intensité, qu'elle arrache des cris aigus. Elle ne peut être atténuée que par une pression vigoureuse exercée avec les mains sur le sommet de la tête ; ou par des lotions répétées d'eau froide. Cette douleur est profonde, retentit dans toute la tête, et même jusque dans les muscles du cou, qui seraient le siége d'une sorte de « *crampe.* »

Il n'existe aucun point névralgique sur le trajet des nerfs de la face ou du crâne ; mais la vue est profondément troublée, ainsi que l'ouïe.

Pendant l'état d'immobilité dans le décubïtus horizontal, ces deux sens (le second surtout) conservent encore de la netteté ; pendant les mouvements, au contraire, lorsque, par exemple, la malade se retourne dans son lit ou se lève sur son séant, la vue se trouble à tel point que des objets gros comme les doigts ne sont parfois plus distingués. En même temps il se produit dans les oreilles des bruits particuliers, « comme des gouttes d'eau tombant en cascade, » etc.

Les yeux sont limpides, non déviés, et présentent une certaine fixité, qui donne au regard un caractère singulier d'hébétude. Les pupilles sont mobiles, égales et sensiblement contractées, ce que démontre un examen comparatif fait sur des femmes voisines dans les mêmes conditions de lumière.

L'intelligence et la parole conservent toute leur intégrité. L'odorat, le goût et la sensibilité générale sont intacts. Il paraît en être de même des contractions musculaires considérées isolément, mais non point des mouvements généraux. La malade, en effet, placée debout, assise ou à croupion, est prise de vertiges, et peut-être aussi d'un trouble de coordination qui la font tomber. Ces chutes n'offrent d'ailleurs rien de constant, eu égard à leur mode de production; elles se font indifféremment du côté droit, du côté gauche, en avant ou en arrière. Il n'y a pas de tendance à tourner, à se diriger en arrière, ou d'un côté plutôt que de l'autre. On n'observe pareillement ni contractures, ni convulsions.

Le pouls est calme, d'une certaine ampleur, et bat environ 75 fois à la minute; mais il est un peu irrégulier, offrant des séries de cinq, six ou sept pulsations plus rapprochées et plus rapides que d'autres séries composées d'un même nombre de pulsations plus espacées et plus lentes. Respiration normale. Excrétions naturelles; absence d'albumine dans l'urine, qui est limpide.

L'utérus, non dévié et normalement développé, souple dans tous ses points, non douloureux et sans excès de tension, remonte jusqu'à quatre travers de doigt au-dessous de l'appendice sternal; son col est lisse, indolore, fermé et exempt de toute altération morbide. Enfin le fœtus est vivant et bien situé.

Sans être d'une constitution robuste, la malade jouit habituellement d'une santé satisfaisante; elle paraît franche de tout antécédent syphilitique; jamais elle n'a été atteinte d'aucune manifestation de cette nature. Son mari est doué d'une très-bonne santé. Sa mère, morte à l'âge de 65 ans, a eu dix grossesses, dont huit se sont terminées par des fausses-couches ou par la naissance d'enfants qui sont morts en bas-âge.

Elle-même, menstruée à l'âge de 11 ans, et depuis lors assez régulièrement pendant trois à quatre jours chaque mois, a eu deux grossesses antérieures, dont la première date de treize ans (l'enfant, atteint d'encéphalocèle et de malformation des membres, naquit à sept mois et mourut deux jours après). La deuxième eut lieu trois ans plus tard (enfant à terme, bien conformé, mort de convulsions à l'âge de trois ans). Pendant ces deux grossesses, comme jusqu'au sixième mois de la grossesse présente, la malade ne fut jamais sujette aux vomissements.

En raison de ces symptômes et de ces renseignements, nous formulons le diagnostic suivant : *Tumeur encéphalique ou intracrânienne, avec vomissements incoërcibles, probablement liés à l'existence de cette dernière plutôt qu'à la grossesse.*

Pour traitement : Expectation pure en ce qui regarde la gestation, et demi-expectation relativement aux vomissements. Bouillons , potages , légumes et viande en faible quantité ; eau de Seltz ; glace.

27 janvier. — Les vomissements persistent comme par le passé, ainsi que les autres symptômes. (Oxalate de cérium à la dose de 10 à 20 centigrammes en plusieurs pilules).

29 janvier. — Même état que les jours précédents. Le travail commence, languit pendant cinq à six heures, puis se termine, après dix heures de bonnes contractions, par la naissance d'une fille vivante et bien conformée, pesant 2,930 grammes.

Pendant le travail, aucun vomissement ; mais quelques minutes après la délivrance, un bouillon ingéré est promptement rejeté.

Le 30 et le 31 au matin. — Les vomissements ne reparaissent point ; la tisane et les potages sont conservés. Par contre, la douleur sincipitale semble avoir augmenté d'intensité, tandis que les autres symptômes persistent au même degré. La malade, qui se trouvait très-heureuse d'être accouchée, pensant que la grossesse était la cause de son mal, n'est plus que médiocrement satisfaite. (Iodure de potassium ; vésicatoire à la nuque).

31 janvier au soir. — A cinq heures, je trouve le pouls large, à 56 par minute, la peau bonne, l'urine sans albumine. Un potage a été vomi. A sept heures, la malade est prise avec violence d'une de ses crises habituelles ; elle jette de hauts cris de douleur, s'agite, devient bleue d'asphyxie, et meurt subitement sans convulsions.

Autopsie. — Le lobe gauche du cervelet, sans paraître augmenté de volume, présente le long de son bord postéro-supérieur une série de petites tumeurs presque contiguës entre elles, et incluses dans les couches superficielles de l'organe. Ces tumeurs, au nombre de cinq ou six, sont dures, irrégulières dans leurs contours et grosses comme des noyaux de cerises. D'un aspect gris-blanchâtre, se laissant écraser entre les doigts, elles semblent plus ou moins fusionnées avec la pulpe cérébelleuse. Leur apparence est celle des tubercules infiltrés de l'encéphale, ce que confirme d'ailleurs l'examen microscopique fait par M. Robin. La substance du cervelet paraît saine dans leur voisinage, ainsi que dans les autres points.

Le bulbe et les nerfs qui en émanent se trouvent à plusieurs centimètres de la lésion et semblent ainsi exempts de toute compression. Le ventricule cérébelleux ne renferme pas de liquide. Les méninges, les sinus veineux, le cerveau et ses ventricules sont entièrement sains, dépourvus de toute congestion.

Il existait seulement au niveau de la lésion de faibles adhérences, une sorte d'agglutination entre le feuillet viscéral et le feuillet pariétal de l'arachnoïde.

A part quelques tubercules durs, semi-calcaires au sommet des poumons, ces organes offrent un aspect normal. Il en est de même du foie, dans lequel se trouvait une petite tumeur qui se laissa énucléer, et fut considérée par M. Robin comme un lobule atteint de cirrhose.

L'estomac était sain et sa muqueuse non ramollie.

Les veines utéro-ovariennes offrent dans l'épaisseur des ligaments larges, surtout du côté droit, des paquets variqueux considérables, distendus par du sang noir, mais sans altération des parois vasculaires. L'utérus, les trompes et les ovaires sont d'ailleurs sains dans toutes leurs parties.

Enfin les autres organes, les reins en particulier, ne sont le siége d'aucune altération.

Remarques. — Jusqu'ici, unique dans son espèce, cette observation pourrait fournir matière à de nombreuses considérations. Je me bornerai aux principales, à celles qui surtout offrent une importance réelle au point de vue pratique.

Et d'abord, en ce qui concerne le diagnostic, on a pu voir que les médecins signataires du certificat imputèrent à la grossesse les divers symptômes constatés. Leur conclusion devait être, en conséquence, qu'il y avait nécessité de la faire cesser en provoquant l'accouchement avant terme. C'est, en effet, ce qu'ils proposèrent, après avoir toutefois épuisé sans succès les ressources ordinaires de la thérapeutique. Une erreur dans le diagnostic en eût ainsi entraîné une autre dans le traitement. Il est bien vrai qu'en présence d'un fait aussi complexe et aussi rare, la méprise était facile, et certes très-excusable. Voyons cependant pourquoi le diagnostic précédent était peu

11

admissible, et comment nous fûmes conduits, M. Depaul et moi, à adopter une autre interprétation, que l'autopsie vint bientôt malheureusement justifier.

1° Depuis longtemps il est reconnu que les vomissements opiniâtres de la grossesse constituent particulièrement une complication de la première moitié de la gestation. Rarement on les observe dans la seconde, et presque toujours alors leur début remonte aux premiers mois. Dans un cas exceptionnel qui s'est produit à la Clinique il y a trois ans, les vomissements avaient commencé vers le milieu de la grossesse; mais à l'autopsie la muqueuse de l'estomac nous parut manifestement enflammée. D'autre part, Mauriceau et les accoucheurs de son temps considéraient que les vomissements persévérants, que l'on observe parfois dans les premiers mois de la gestation, cessent communément à l'époque où l'enfant fait sentir ses premiers mouvements, c'est-à-dire vers quatre mois et demi. Sans doute, je ne dirai pas que c'est, comme on le croyait alors, parce que le *fœtus déjà grandelet* peut absorber la surabondance des humeurs; mais le fait n'en conserve pas moins sa réalité. Enfin, lorsqu'une femme multipare est atteinte de vomissements incoërcibles, généralement ses grossesses antérieures ont été plus ou moins accidentées par des vomissements, soit simples et bénins, soit persévérants ou opiniâtres.

Or, chez notre malade, les vomissements avaient débuté à cinq mois et demi de grossesse, lors des premiers mouvements perçus de son enfant, c'est-à-dire précisément à l'époque où il est ordinaire de les voir cesser; et, de plus, les deux grossesses antérieures, de même que la première moitié de la grossesse présente, avaient été entièrement exemptes de vomissements.

2° Si parfois les vomissements incoërcibles semblent exclusivement imputables à la grossesse; si, en d'autres termes, les investigations les plus minutieuses ne décèlent aucune autre cause que le fait même de la gestation, il n'est pas moins vrai que, le plus souvent, un examen attentif de la femme permet de constater l'existence de diverses affections qui jouent, sans aucun doute, un rôle plus ou moins considérable dans la production de l'accident principal. C'est ainsi que, comme j'ai cherché à le démontrer autre part (*des Vomiss. incoërc. pendant la grossesse*, thèse d'agreg.,

(Paris, 1863), il n'est pas rare de rencontrer des lésions du col utérin, une obliquité ou une déviation du col de la matrice, une certaine tension de ses parois, une maladie de l'œuf, une gastrite, etc., etc. MM. Simpson et Imbert-Gourbeyre y ajoutent même l'albuminurie et l'altération du sang, qui en est la conséquence.

Quoi qu'il en soit, aucune de ces affections n'existait chez la femme soumise à notre observation.

3° Dans la période ultime des vomissements opiniâtres, lorsque la femme, réduite au marasme, est profondément anémiée et affaiblie, on peut observer des douleurs très-vives à la tête, des accès violents de névralgie, divers troubles des sens et de la sensibilité, des éblouissements, des défaillances et même de véritables syncopes. Mais dans le cas que je viens de relater, la céphalalgie atroce sus-mentionnée, les altérations de la vue et de l'ouïe, le trouble des mouvements qui engendrait les chutes, etc., ne pouvaient être expliqués par un état d'extrême faiblesse ; car le pouls conservait encore de l'ampleur et de la résistance, les forces et l'embonpoint étaient loin d'être épuisés, l'état dynamique de la malade, en un mot, restait assez satisfaisant. Au reste, comme preuve décisive, je rappellerai ce fait important, à savoir, que la douleur sincipitale avait précédé d'un mois l'apparition des vomissements.

Comme on le voit, pour tous les motifs que je viens d'exposer, il était bien difficile, sinon impossible, d'attribuer à la grossesse la production des accidents. Tout au plus était-on autorisé à admettre qu'elle pouvait y concourir pour une faible part. Quelle en était donc alors la vraie et principale cause ? La douleur vive, permanente et fixe du sommet de la tête, les troubles de la vue et de l'ouïe, les vertiges et le peu de fréquence relative des vomissements, etc., nous parurent indiquer, avec une suffisante rigueur, qu'il s'agissait d'une tumeur *intracrânienne* ou *encéphalique*, et tel fut, en définitive, notre diagnostic.

Ainsi formulé, ce dernier suffisait à exclure toute thérapeutique énergique des vomissements, et surtout toute tentative de provocation de l'accouchement. Aussi M. Depaul se tint-il, à cet égard, dans une expectation complète, et certes le dénoûment final prouva que ce parti était bien le plus sage. D'un autre côté, cette interprétation des symptômes nous servait singuliè-rement à éclairer le pronostic en en démontrant toute la gravité; car si, dans l'hypothèse de vomissements dus à la grossesse, les conditions de la malade paraissaient assez favorables, il ne pouvait plus en être de même en adoptant notre diagnostic. .

C'est ainsi, en définitive, que l'existence d'une tumeur encéphalique étant, pour ainsi dire démontrée, la solution des principales questions de pratique devint par ce seul fait assez facile et presque complète. Je dois le dire d'ailleurs, nous n'allâmes pas plus loin. Cependant, si pareil cas se présentait de nouveau, il serait utile et intéressant de préciser le siége, l'étendue et la nature de la tumeur. »

La manière dont se produisent les vomissements, la nature des matières vomies, sont autant d'éléments précieux pour le diagnostic.

L'inflammation de la muqueuse gastrique, assez rare d'ailleurs, se traduit toujours par un mouvement fébrile assez intense, qui ne se remarque jamais dans la première période des vomissements dus à la grossesse.

S'il s'agit d'un cancer de l'estomac, nous voyons la douleur ne se mani-fester qu'au moment du travail digestif ou quelques heures après ; rejet de matières glaireuses presque tous les matins; vomissement noir ; tumeur cancéreuse ; cessation des vomissements lorsque la malade observe la diète ; teinte jaune-paille du visage, etc., ensemble de symptômes qui empêche-ront, dans la grande majorité des cas, le diagnostic de pouvoir s'égarer. .

Certaines formes de gastralgie pourraient parfois laisser le médecin dans l'indécision; elles peuvent se présenter avec des vomissements opi-niâtres qui ne permettent de tolérer, ni aliments, ni boissons; mais le rejet des matières ne se remarque guère qu'au moment des repas; de plus, leur marche est capricieuse; ils cessent quelques jours pour reparaître ensuite. En même temps, on observe une douleur aiguë n'augmentant pas par la pression ; la langue est naturelle; l'appétit parfois exagéré ; gonflement épigastrique ; anxiété précordiale; etc., etc.

D'autres états nerveux, tels que l'hystérie, souvent accompagnés d'amé-norrhée, peuvent donner lieu à des vomissements opiniâtres. Il faudra donc s'enquérir du début de ces vomissements, des attaques convulsives, du trouble apporté dans la sensibilité, de l'état chlorotique qui accompagne presque constamment ces affections, de l'état général, car la prostration des forces, la maigreur, ne seront pas en rapport avec les accidents observés.

Enfin, les doutes touchant l'existence d'une grossesse subsistent toujours, les recherches les plus attentives sont restées vaines, se trouve-t-on en présence de vomissements idiopathiques? Terme vague pour dénommer une affection dont la science possède des exemples authentiques. Dans ce cas, nous pensons que s'ils débutent chez une femme nouvellement mariée, le diagnostic sera impossible.

PRONOSTIC.

Dans le relevé des 117 observations que nous avons rapporté plus haut, nous voyons 45 cas se terminer par la mort. Si ce chiffre représentait la vérité d'une manière absolue, le pronostic serait bien sombre; mais dans ces terminaisons malheureuses figurent bon nombre d'observations dans lesquelles l'autopsie a révélé, tantôt un cancer de l'estomac, tantôt une tuberculisation avancée; d'autres fois, des altérations graves dans le tissu de l'utérus ou de ses annexes; dans les ganglions lymphatiques; dans les voies biliaires, etc. Il ne serait donc pas juste de dire que la mortalité, dans les cas de vomissements incoërcibles pendant la grossesse, est :: 2 : 5.

La question du pronostic peut naturellement se diviser en deux parties : ce qui est relatif à la mère, ce qui regarde le fœtus. Si nous ne consultions que les anciens accoucheurs, le jugement serait très-favorable. Mauriceau, Delamotte, Désormeaux ne relatent aucun cas de mort; ils ne voyaient, dans ces vomissements rebelles, de danger que pour l'enfant, les efforts violents pouvant amener l'avortement.

Nous lisons dans Cazeaux (1) : « Il ne faudrait pas croire pourtant que ces

(2) Traité théor. et prat. des accouchements, 5ᵉ édit. Paris, 1856, p. 266.

vomissements, lorsqu'ils sont très-prolongés et très-souvent répétés, soient aussi dangereux qu'on pourrait le craindre. Sans doute, beaucoup de femmes maigrissent, mais j'ai pu me convaincre souvent, en examinant des malades qui, suivant leur expression, *ne pouvaient rien garder*, que cette maigreur n'était pas excessive.

» Je n'ai jamais vu, dit Burns, les vomissements dépendant uniquement de la grossesse avoir une terminaison fatale. Je pourrais citer, dit Désormeaux, des exemples de vomissements accompagnés de douleurs atroces et de spasmes généraux très-violents, et qui n'ont pas empêché la grossesse d'arriver heureusement jusqu'à terme. J'ai moi-même en ce moment sous les yeux une dame qui a vomi pendant toute sa grossesse, et qui vient d'accoucher d'une fille qui pèse 3 kilogr. 1/2.

» Enfin, il ne faut pas oublier que même dans les cas où ils présentent une certaine gravité, ils peuvent cesser tout-à-coup, soit spontanément, soit parce que l'irritation sympathique de l'utérus transporte son influence sur un autre organe, soit enfin à la suite d'une émotion morale très-vive.

» Non, ces vomissements n'offrent pas en général de gravité et ne sont que pénibles et très-fatigants pour la mère; mais il faut avouer pourtant, que dans quelques cas, heureusement fort rares, ils sont tellement violents, si souvent répétés, qu'ils épuisent en quelques semaines les forces de la malade, et qu'après avoir produit une maigreur extrême et tous les phénomènes de l'inanition, ils se terminent par la mort. »

Un peu plus loin, notre regretté maître ajoute : « Mais les vomissements, malgré leur intensité, malgré l'état d'épuisement dans lequel ils ont placé la femme, ne sont pas, grâce au ciel, inévitablement mortels. On a vu des malades dont l'état inspirait les plus vives et les plus justes inquiétudes, résister assez longtemps pour atteindre les derniers mois, et même le terme de leur grossesse, et accoucher d'enfants vigoureux et bien portants. Chez quelques autres, les vomissements, après avoir placé la malade dans une position désespérée, se sont tout-à-coup arrêtés, et la femme s'est complétement rétablie. J'ai vu un cas semblable, et M. P. Dubois me racontait (juin 1849) le fait suivant :

» *Obs. LXII.* — Une jeune dame allemande, enceinte de deux mois et demi, n'avait pas cessé, depuis la première quinzaine de sa grossesse, d'être tourmentée par les vomissements les plus opiniâtres. Depuis six semaines surtout, cette malheureuse vomissait à chaque instant, et la moindre cuillerée de liquide sollicitait les contractions les plus énergiques de l'estomac. Elle était d'une maigreur et d'une faiblesse excessives, avait une haleine d'une fétidité repoussante; en un mot, elle offrait des symptômes si graves, que M. P. Dubois, appelé en consultation, voulut encore avoir l'avis de M. Chomel. Tous deux portèrent un pronostic désespéré, et quittèrent la malade en pensant qu'elle n'avait plus que quelques heures à vivre. Quelques lotions froides furent seulement conseillées; mais le médecin ordinaire, effrayé de sa faiblesse extrême, se contenta de quelques aspersions. Le surlendemain de la consultation, la malade fut prise d'un dévoiement très-intense, et, à partir ce moment, les vomissements cessèrent pour ne plus se reproduire. A dater de ce moment, la pauvre agonisante put prendre et garder quelques aliments; leur quantité, augmentée peu à peu, rétablit promptement ses forces; et cette femme, après avoir été si près d'une mort que deux hommes aussi expérimentés avaient crue inévitable, jouit aujourd'hui d'une santé parfaite, et touche au mi-terme d'une grossesse dont tout fait présager l'heureuse terminaison.

» Dans deux autres cas, racontés par ce professeur avec une louable franchise, il avait cru devoir proposer l'avortement. Les femmes se refusèrent à l'opération et arrivèrent bien portantes au terme de leur grossesse. »

Cependant, nous ne pensons pas qu'il faille accepter un pronostic aussi favorable que celui qui est porté par l'auteur si recommandable que nous venons de citer. M. P. Dubois affirmait à l'Académie, en 1852, qu'il avait dans sa pratique plus de 20 cas de mort; M. Danyau se joignit à lui pour témoigner de la gravité du pronostic, et aujourd'hui que l'attention du corps médical a été portée sur cette redoutable affection, il n'est pas d'années que les recueils périodiques n'en signalent quelques exemples.

Quelle influence les vomissements incoërcibles peuvent-ils avoir sur le produit de la conception? Nous avons déjà vu que la mère peut arriver aux dernières limites de la vie, sans que le cours de la grossesse en soit troublé d'une manière notable; les organes de la gestation semblent rester étrangers à ces orages formidables. Que l'on parvienne à soutenir jusqu'au terme cette existence qui semble prête à s'éteindre à tout instant, et la femme pourra mettre au monde un enfant dans de bonnes conditions de vie. Mais là n'est pas la règle. Delamotte et Mauriceau, nous l'avons dit, ne redoutaient tant ces vomissements rebelles que par le retentissement fâcheux qu'ils avaient sur le fœtus. Ces deux grands observateurs avaient remarqué que les efforts violents et fréquemment répétés de vomissement, provoquaient l'avortement. En effet, dans les 117 observations de notre tableau, nous voyons l'avortement ou l'accouchement prématuré spontané survenir vingt-six fois; le pronostic, de ce côté, ne laisse donc pas que d'être grave. Mais ce qui est une cause de mort pour l'enfant, devient presque toujours un gage de salut pour la mère; c'est par l'étude de ces faits que le médecin a été amené à proposer et à exécuter, non sans succès, la grande leçon que la nature lui mettait sous les yeux.

ÉTIOLOGIE.

Nous sommes arrivés assez loin dans l'étude de notre sujet, pour préjuger immédiatement combien il nous sera souvent difficile d'assigner une cause au vomissement incoërcible. Pour rendre cet examen plus facile, en même temps que plus logique, nous devons rechercher quelles sont les causes inhérentes à la grossesse, quelles sont celles qui lui sont étrangères.

En donnant un aperçu sommaire des modifications apportées par la gestation dans les diverses fonctions, nous avons vu le vomissement être si souvent la règle que, quand il concordait avec la disparition des règles, on avait lieu de croire que la femme était enceinte. Il est donc établi que l'état de grossesse provoque le vomissement, mais cet accident, si benin dans la grande majorité des cas, peut, comme trop d'exemples le démontrent, prendre des proportions formidables et, dans plusieurs autopsies faites avec tout le soin possible, aucune lésion n'a pu être invoquée comme cause de mort.

Le fait seul de la grossesse restait donc comme explication possible, il a bien fallu l'accepter ; d'ailleurs, toutes les observations nous ont montré la cessation immédiate des vomissements, dès que le produit de la conception venait à être éliminé, soit d'une manière accidentelle, soit d'une manière provoquée. Bien plus, nous avons deux ou trois exemples de femmes qui, à chaque grossesse, furent aux prises avec les mêmes vomissements incoërcibles et qui ne durent leur salut qu'à l'avortement.

Il y a donc, entre l'utérus et l'estomac, une corrélation mystérieuse, une sympathie, comme on l'appelle, mais dont l'essence nous est complétement inconnue. Les anciens accoucheurs l'avaient bien comprise. Nous lisons dans Delamotte (1) : « Cette sympathie de la matrice avec l'estomac est si sensible et si évidente chez quelques femmes, qu'il n'est pas nécessaire qu'elles soient grosses pour en ressentir les effets, puisque la seule action du coït leur cause le vomissement ; quelques-unes m'ayant consulté à ce sujet, mais une particulièrement, à laquelle cet accident était très-ordinaire.

» Il n'est pas même nécessaire que le coït intervienne pour prouver cette sympathie, puisque j'ai vu des filles qui ressentaient les mêmes douleurs que souffre d'ordinaire une femme en travail, avec un vomissement des plus violents dans le temps que leurs règles étaient prêtes à couler, par l'irritation que la matrice souffrait pour lors ; l'une de ces personnes était fille d'un officier de judicature, et l'autre celle d'un artisan, auxquelles il n'y eut qu'un seul et unique remède qui se trouvât propre à les guérir de cette incommodité, qui fut le mariage. Je les ai accouchées toutes deux ; elles m'ont avoué que les douleurs de leurs accouchements étaient beaucoup moindres que celles qu'elles souffraient tous les mois, avant qu'elles eussent leurs ordinaires. »

Tous les auteurs sont d'accord pour admettre cette sympathie, mais comment s'exerce-t-elle ? Nous l'avons, à bon droit, qualifiée de mystérieuse ; c'est ici que s'ouvre le vaste champ des hypothèses ; bien des explications ont été proposées, pas une n'est satisfaisante ; la base fait toujours défaut. Il vaut mieux, dans l'état actuel de la science, constater le fait en avouant notre impuissance à l'expliquer.

(1) Traité complet des Accouchements, p. 90.

Car, que n'a-t-on pas invoqué pour assigner une cause aux vomissements rebelles! Le tempéramment nerveux n'y est certainement pas étranger,
on l'a signalé dans un grand nombre d'observations. Cette affection se
montre aussi plus souvent chez les multipares, nous voyons une de ces
malheureuses victimes périr à sa dixième grossesse.

Il est de croyance populaire que le sexe de l'enfant n'y est pas étranger ;
un enfant mâle prédisposerait la mère à des vomissements plus rebelles.
L'observation est muette à cet égard.

L'existence d'un fœtus dans l'utérus n'est pas la seule cause qui puisse
occasionner des vomissements incoërcibles, la présence d'une môle peut
encore y donner lieu, comme en témoigne le fait suivant communiqué à la
société médico-pratique de Paris, par M. Perrin (1).

Obs. LXIII. — J'ai eu l'occasion, dit-il, de donner mes soins dernièrement à une femme de 44 ans, atteinte de vomissements incoërcibles datant
de quatre mois et suivis de mort. Cette observation est remarquable par ce
fait, dont je ne connais pas d'analogue dans la science, que les vomissements qui ont amené la mort étaient liés à la présence dans l'utérus d'une
môle de génération et non d'une grossesse embryonnaire ou fœtale.

Cette femme a eu pendant sa période utérine une grossesse à terme et
une fausse-couche de trois mois. La première et la seconde couches ont été
doubles. Le dernier accouchement date de cinq ans. Elle se portait bien
depuis trois ans, quand, au mois d'août dernier elle fut prise d'une suppression qui bientôt fit elle-même place à des métrorrhagies peu abondantes
qui apparaissaient à des intervalles irréguliers de huit, dix et quinze jours ;
en même temps des vomissements survinrent. Tout d'abord, la malade crut
être arrivée à son retour d'âge ; mais la persistance et la fréquence des
vomissements lui firent craindre, ainsi qu'à son médecin habituel, à la possibilité d'une grossesse. Ces vomissements se répétaient jusqu'à vingt fois
par jour. La malade vomissait tout ce qu'elle ingérait : boissons, aliments,
tisanes, médicaments ; quelquefois elle gardait quelques cuillerées de
bouillon qu'elle venait de prendre, et rejetait quelques gorgées de muco-

(1) Union médicale. T. ix. 1861.

sités glaireuses. Dans le commencement, elle vomissait de la bile en assez grande quantité, soit pure, soit mélangée de glaires ou d'aliments.

La persistance des vomissements altéra bientôt profondément la santé ; l'amaigrissement fit des progrès rapides ; les traits s'altérèrent ; les yeux s'excavèrent ; la langue et la bouche se séchèrent, et tout annonçait une mort inévitable et prochaine, lorsque, le 24 décembre, un peu de sang apparut à la vulve, en même temps que des douleurs dans le bas-ventre. Les vomissements disparurent aussitôt. C'était le commencement du travail, qui continua sourdement et lentement le 25 et le 26. Dans la nuit du 26 eut lieu l'expulsion spontanée d'une môle volumineuse que l'on avait prise la veille pour un placenta, que le toucher à travers le col entr'ouvert nous avait permis de reconnaître.

Malgré cette délivrance tardive, la malade resta affaissée pendant toute la journée du 27, presque sans pouls, la voix éteinte ; et le 28, elle s'éteignit à onze heures du matin, après quelques heures d'agonie.

La môle consistait en une masse spongieuse et charnue, aplatie, en forme de raquette, sans traces de débris d'embryon, sans vestiges de membranes, parsemée çà et là de quelques noyaux de mastic gélatiniforme, mais non hydatiforme. Cette masse pesait 250 grammes environ.

En étudiant les lésions anatomiques, nous avons vu quelle diversité elles présentaient. Pourra-t-on, comme l'a fait Dance, s'appuyer sur l'inflammation du tissu utérin pour en faire la cause probable des vomissements incoërcibles ? Les inflammations des membranes de l'œuf, l'occlusion du col, etc., etc., ne sont-elles pas de simples coïncidences qui ne peuvent éclairer l'étiologie.

Désormeaux attribue ces vomissements à la difficulté qu'éprouve l'utérus à se laisser distendre par le produit de la conception. Cette idée a été reprise par M. Bretonneau, qui les croyait dus à une résistance spasmodique de l'utérus, surtout chez les primipares. Il appuyait son opinion sur quelques cas de guérison obtenue à l'aide de la belladone ; mais ce remède, comme beaucoup d'autres, compte bien des revers en regard de quelques cas heureux. De plus, les vomissements opiniâtres se montrent le plus souvent chez des multipares.

M. le professeur Moreau invoque la gêne qu'oppose aux développements de l'utérus, pendant les trois premiers mois de la grossesse, la résistance des os du bassin; la compression et l'exaltation des nerfs utérins qui en est la suite, et enfin l'irradiation nerveuse qui s'étend aux plexus solaires et au centre épigastrique. S'il existe une rétroversion de l'utérus, cet organe reste enclavé dans la concavité du sacrum et subit une forte compression qui donne lieu à des vomissements violents. Voici un fait qui a été communiqué à l'Académie par M. le docteur René Briau (1).

Obs. LXIV. — Mme X...., âgée de 25 ans, est bien constituée, d'une bonne santé habituelle; son tempérament est lymphatique-nerveux. Elle est devenue enceinte une première fois, il y a six ans, et sa grossesse a été exempte de tout accident; l'accouchement a eu lieu dans de bonnes conditions, et le rétablissement a été complet et assez prompt.

Une seconde grossesse a eu lieu il y a trois ans, et à part quelques malaises et quelques vomissements dans les premiers mois, on peut dire que cette grossesse a été heureuse, quoique un peu moins bonne que la première. Ce second accouchement a été facile et prompt, mais les suites en ont été troublées par un incident des plus fâcheux. En effet, Mme X.... sortait pour la première fois en calèche avec son premier enfant, âgé de trois ans, lorsque celui-ci, dans un mouvement brusque, fut jeté en dehors de la voiture sur le pavé. La mère crut d'abord que la roue de la voiture avait passé sur le corps de son fils. Heureusement il n'en était rien, et l'enfant n'avait reçu aucun mal; mais l'émotion de la mère avait été violente, et sa convalescence en fut fortement éprouvée. Aussi, depuis cette époque, elle a été affectée d'un écoulement blanc, médiocrement abondant, qui a persisté depuis deux ans et qui a amené du trouble et de la douleur dans les fonctions digestives. Toutefois les époques menstruelles n'en ont éprouvé aucun dérangement.

Mme X.... est devenue enceinte une troisième fois, vers le commencement de mars 1856. Elle s'en aperçut par quelques malaises spéciaux, et surtout par l'absence de ses règles au commencement d'avril. Des vomissements

(1) Bulletin général de thérap., 30 juillet 1856.

peu fréquents d'abord, se manifestèrent vers le milieu de ce dernier mois et continuèrent en augmentant graduellement. Peu à peu leur fréquence et leur intensité devinrent telles, que la malade fut obligée de garder le lit à partir des premiers jours de mai. Bientôt son estomac ne put retenir ni digérer aucune espèce de nourriture. Pendant tout ce mois de mai, elle fut affectée d'une douleur gastralgique intolérable, de constipation et de soif ardente. A ces symptômes persistants se joignirent de temps en temps des spasmes, des mouvements cloniques des membres extrêmement pénibles, puis un abattement et un découragement profonds, et des insomnies qu'on parvenait difficilement à vaincre par l'administration de la morphine, suivant la méthode endermique. Ce sommeil morphique, d'ailleurs, n'était point réparateur. L'amaigrissement fit des progrès d'autant plus rapides que la malade pouvait à peine garder de temps à autre un peu d'eau.

Appelé à donner mes soins à Mme X.... dès le 2 mai, j'eus bientôt épuisé, sans aucun profit, toutes les ressources de la thérapeutique ordinaire, et cela avec d'autant moins de succès que l'estomac se refusait à garder aucun médicament. Une médication externe assez énergique fut également employée, sans produire d'amélioration sensible.

Cependant la famille était vivement alarmée, et quelques personnes me demandaient de songer à la ressource extrême de l'avortement. Mais je n'étais point encore convaincu de l'urgence ni de l'opportunité d'un moyen aussi grave. Dans l'embarras où je me trouvais, je sollicitai, le 21 mai, l'intervention de M. le professeur Moreau, qui était l'accoucheur de Mme X.... Dans une consultation qui eut lieu, en effet, M. Moreau conseilla l'emploi de divers moyens, dont on n'obtint qu'un soulagement faible et momentané. Il ajouta que très-probablement les vomissements cesseraient lorsque l'utérus aurait acquis assez de développement pour franchir l'excavation du bassin.

C'est alors que le mari de la malade me demanda avec instance de permettre l'essai de la médecine homœopathique. Cette demande me parut impérative, et je me retirai pour laisser une entière liberté à cette expérience extra-médicale.

Le 2 juin, je fus rappelé; l'essai homœopathique avait échoué, et l'état de la malade s'aggravait.

Depuis longtemps, et même avant cette dernière grossesse, j'avais acquis la conviction que les organes génitaux internes de Mme X.... étaient affectés de quelque altération, soit de texture, soit de position. La persistance de l'écoulement leucorrhéique m'avait donné cette pensée; mais la répugnance extrême de la malade à se prêter aux moyens de s'en assurer, m'avait empêché d'insister à cet égard. Toutefois, en réfléchissant aux accidents de cette grossesse, j'exprimai à quelques personnes de la famille l'idée qu'un examen attentif des organes génitaux me paraissait nécessaire, d'autant plus que l'écoulement blanc n'avait pas discontinué depuis le commencement de la grossesse. Je les engageai, en conséquence, à préparer la malade à cet examen. J'y fus d'autant plus incité, qu'en palpant avec attention l'abdomen, je n'avais senti aucune dureté, aucune tuméfaction qui indiquât un développement quelconque de l'utérus; et cependant la malade croyait être arrivée à la fin du troisième mois de sa grossesse, et, dans l'état de maigreur où elle se trouvait, il était naturel de penser qu'on sentirait facilement l'augmentation de volume de la matrice que comporte cette époque de son évolution.

M. Moreau, dont j'avais de nouveau sollicité le concours, vint le 4 juin. Il ne sentit pas plus que moi le développement de l'utérus par le palper du ventre, et il se livra immédiatement à l'examen des organes génitaux internes. Après avoir introduit le doigt dans le vagin, il sentit que l'utérus était en état de rétroversion incomplète, et qu'en outre cet organe était profondément logé dans l'excavation du bassin. Il constata encore qu'il se trouvait incarcéré dans la courbure du sacrum et resserré de toutes parts dans cette espèce de cul-de-sac osseux, sans pouvoir franchir l'angle sacro-vertébral. Aussitôt après s'être bien assuré de ces circonstances, par une manœuvre habile et prudente autant qu'heureuse, il dégagea la matrice de cette situation anormale en la faisant remonter et en la ramenant ainsi dans l'axe du détroit abdominal.

À la suite de cette opération, qui n'occasionna aucune douleur, Mme X.... se sentit immédiatement soulagée. Le même jour, les vomissements cessèrent, et la malade put prendre et digérer quelques aliments légers. La nuit suivante, elle dormit bien. En un mot, à partir ce moment, elle recouvra graduellement, mais rapidement l'appétit, le sommeil, le calme, c'est-à-dire la santé, qui ne s'est pas démentie jusqu'à ce jour, J'ajoute qu'en moins de quarante-huit heures, le ventre prit son développement normal et proportionnel à l'époque présumée de la grossesse.

Les conclusions de ce fait sont : 1° Que l'enclavement de l'utérus engagé dans la concavité du sacrum est une cause de vomissements incoërcibles ; 2° que dans ce cas, le dégagement mécanique de l'organe fait immédiatement cesser les accidents.

Je dois ajouter que M. le professeur Moreau m'a dit avoir rencontré plusieurs fois des cas semblables, où la même manœuvre a été suivie d'un égal succès ; ce qui prouve que ces sortes d'accidents ne sont pas très-rares, et qu'il est utile que les praticiens en aient connaissance.

Je suis persuadé, dit M. Bennett (1), que les ulcérations inflammatoires du col sont presque toujours la cause de ces maux de cœur et de ces vomissements rebelles qui mettent si souvent les femmes aux portes du tombeau. Pour moi, ajoute-t-il, depuis que mon attention est fixée sur ce point, j'ai *presque toujours* trouvé des ulcérations du col, dans les cas de cette espèce.

Je ne peux admettre cette opinion du médecin anglais, au moins pour la majorité des cas ; j'ai en effet, et à plusieurs reprises, examiné au speculum quatre primipares affectées de vomissements incoërcibles, et le col était parfaitement sain. (Cazeaux).

L'albuminurie a été aussi invoquée comme cause, mais il est bien évident qu'on a voulu lui faire jouer un rôle qu'elle n'a pas. Non-seulement, dans les recherches faites à cet égard, on n'a pas trouvé d'albumine dans les urines, mais quand cet accident se montre pendant la grossesse, c'est dans les derniers mois de la gestation qu'on l'observe, tandis que les vomissements opiniâtres débutent, presque toujours peu de temps après la conception.

Bien d'autres causes encore peuvent donner lieu à des vomissements rebelles ; mais nous pensons que ce serait dépasser les limites de notre sujet que d'entreprendre de les énumérer ; nous serions ainsi conduit à passer en

(1) Traité de l'inflammation de l'utérus, trad. Aran, 1850.

revue une grande partie des affections qui composent le cadre pathologique. Combien ne voyons-nous pas, en effet, d'affections de l'estomac donner lieu à des vomissements inquiétants; n'en est-il pas de même de certaines hernies? La néphrite albumineuse peut, d'après M. Rayer, s'accompagner de vomissements; la péritonite tuberculeuse, diverses altérations du cerveau peuvent encore donner lieu aux mêmes accidents.

L'observation suivante de M. le docteur Raymond (1), nous en offre un exemple intéressant.

Obs. LXV. — Mme de B....., âgée de 19 ans, se marie au mois de décembre 1860. Deux mois après les règles se suppriment, et des vomissements apparaissent. Son médecin croit à une grossesse commençante. Bientôt les vomissements, qui ne revenaient d'abord qu'une ou deux fois par jour, prennent une intensité de plus en plus grande. La malade rejette toute espèce d'aliments; elle arrive à ne plus pouvoir supporter, pour toute nourriture, que *deux ou trois fraises* par jour. Elle a de plus un affreux dégoût pour toute espèce d'aliments. Amaigrissement progressif et rapide. Les choses se passent ainsi pendant trois mois. Puis un jour, en revenant de la promenade, elle tombe tout-à-coup foudroyée par une attaque épileptiforme. Nouvelle attaque deux heures après. M. Depaul, appelé en consultation, explore l'utérus et pratique le toucher. Il constate l'existence d'un col vierge et d'une matrice non développée. La conclusion est formelle : il n'y a pas de grossesse. Les vomissements ne sont donc pas dus à cette cause, et l'attaque nerveuse n'est point le fait de l'éclampsie. Les attaques vont en se rapprochant, et la malade succombe le sixième jour dans le coma. L'autopsie n'a pas été faite, mais MM. Rayer et Depaul n'ont pas hésité, d'après la marche des accidents, à diagnostiquer une tuberculisation cérébrale. Un an auparavant, cette jeune femme avait perdu une sœur de la même maladie.

Nous avons rapporté plus haut (Obs. LXI) un remarquable exemple de tuberculisation cérébrale ayant donné lieu à une erreur de diagnostic. Nous pensons qu'il est inutile de poursuivre cette énumération déjà

(1) Guéniot. Loc. cit.

.longue; ne voyons-nous pas que cette divergence d'opinions prouve surabondamment qu'il est impossible, actuellement, d'assigner aux vomissements incoërcibles, pendant la grossesse, des causes permanentes. Elles sont évidemment multiples, variables avec chaque sujet; l'on ne peut accorder à aucune d'elles une influence prépondérante.

NATURE.

L'étude des causes nous a révélé l'incertitude qui règne dans l'esprit des observateurs, quant à la nature des vomissements incoërcibles; cependant nous pensons que, de ces appréciations diverses de l'étiologie, et comme nous allons le voir, des moyens de traitement, on peut encore tirer, sinon une conclusion définitive, du moins une grande probabilité reposant sur la saine interprétation des faits.

Il est admis, par tous les auteurs, que les vomissements qui surviennent d'une manière si générale au début de la grossesse, sont dus à une réaction sympathique de l'utérus sur les fonctions de l'estomac. Les vomissements opiniâtres succédant à ces vomissements sympathiques, ne pourraient-ils pas être regardés comme ayant pour cause la même influence nerveuve, exagérée par des conditions qui parfois nous échappent? En un mot, pouvons-nous classer les vomissements incoërcibles dus à la grossesse parmi les névroses?

Pour les auteurs du Compendium de médecine, la névrose est une maladie apyrétique ayant son siége dans une ou plusieurs parties du système nerveux encéphalo-rachidien ou ganglionnaire, sans lésion appréciable et primitive de ces systèmes, et se manifestant en général d'une manière intermittente par des troubles graves qui peuvent affecter séparément, simultanément ou successivement les parties du système nerveux dévolues au sentiment, au mouvement et à l'intelligence.

L'affection qui nous occupe présente, à notre avis, les conditions nécessaires pour caractériser une névrose. En effet, elle est apyrétique; toute la première période, une partie de la seconde, se passent sans que l'explora-

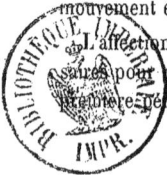

13

tion du pouls vienne nous dénoter un mouvement fébrile. La fièvre se manifeste ensuite, mais c'est lorsque les progrès de l'inanition sont venus compliquer, d'une manière grave, l'accident nerveux fondamental, le vomissement.

Nous avons déjà dit que M. le professeur Moreau assignait pour cause principale à la maladie, l'irradiation nerveuse qui s'étend jusqu'au plexus scolaire et au centre épigastrique. Cette opinion est d'un certain poids.

Les autopsies, faites avec le plus grand soin, sont négatives; le système nerveux ne présente donc aucune lésion appréciable et primitive. D'un autre côté, l'intermittence est manifeste, les rémissions ne sont pas rares et nous avons vu, en traçant le tableau des symptômes, quels troubles graves sont apportés dans les parties du système nerveux dévolues au sentiment, au mouvement et à l'intelligence, abstraction faite des complications qui sont dues à l'inanition.

Dans quelle autre classe ranger une maladie offrant le cortége de symptômes qui nous sont connus et dont la guérison peut être subite, sous l'influence d'une émotion morale vive, ainsi que le prouve le fait si remarquable de Cazeaux et quelques autres qui s'en rapprochent, tels que ceux de MM. Debout et Dubreuilh?

Pourquoi, dans tous les cas, voyons-nous le médecin avoir recours d'abord aux médicaments antispasmodiques et narcotiques sous toutes les formes? C'est que son esprit est conduit, d'une manière presque instinctive, à ne voir dans ces accidents que des manifestations nerveuses. N'est-ce pas contre cet élément qu'agit la belladone, bien plutôt que sur ce spasme supposé des fibres de l'utérus?

Mais si, reconnaissant une cause matérielle, si découvrant, par exemple, des ulcérations sur le col et si, guérissant cet état morbide, nous mettons un terme aux vomissements, dirons-nous que c'est une névrose?

L'objection ne serait pas encore bien fondée, car nous savons que les ulcérations du col de l'utérus ont assez souvent donné lieu à des troubles nerveux graves; ne se peut-il donc pas que, coïncidant avec la grossesse, les accidents nerveux soient représentés par des vomissements rebelles?

Nous pourrions poursuivre cette analyse, mais nous pensons qu'elle serait inutile; nous avons assez fait connaître quelles étaient les raisons qui servaient de base à notre conviction. Cette conviction n'est pas assise dans notre esprit d'une manière inébranlable; plusieurs objections peuvent lui être adressées, les éléments scientifiques sont encore peu nombreux, mais nous croyons que c'est cette manière de voir qui présente le plus de fondement.

Convalescence. — Nous avons déjà dit, en parlant des terminaisons, qu'en général la convalescence s'effectue d'une manière progressive; la malade supporte d'abord des aliments légers, bientôt on peut la nourrir d'une manière plus efficace, et elle ne tarde pas à voir disparaître les dernières ombres de ce lugubre tableau. Cependant quelques-unes de nos observations nous montrent que la santé n'a été conquise d'une façon définitive, qu'après plusieurs mois de soins assidus.

Si le produit de la conception n'a pas succombé, si l'avortement n'a pas eu lieu, la grossesse suit normalement son cours, et l'accouchement se fait sans présenter de circonstances extraordinaires.

Récidives. — L'apparition des vomissements opiniâtres pendant une grossesse ne doit pas faire préjuger une récidive pour les grossesses ultérieures; nous voyons dans les observations de Davis, de MM. P. Dubois, Trousseau et Stoltz, les femmes échapper à un danger imminent, puis parcourir ensuite, sans accidents, toutes les périodes d'une nouvelles gestation. Les faits sont encore trop peu nombreux pour que l'on puisse résoudre cette question d'une manière définitive; il ne faudrait pas accepter la solution précédente d'une façon absolue, si l'on veut aussi puiser un enseignement dans les observations de Schnellbach, Griolet, Haighton.

Conditions diverses. — Le tempérament nerveux a été assez généralement indiqué chez les femmes atteintes de vomissements rebelles. Cette affection semble frapper surtout aux deux extrémités de l'échelle sociale. Les conditions nouvelles et souvent factices, apportées par notre civilisation dans le genre de vie et les habitudes de la femme, en développant d'une manière exagérée l'élément nerveux, si facilement impressionnable chez beaucoup d'entre elles, n'auraient-elles pas créé une disposition particulière qui pourrait expliquer, jusqu'à un certain point, l'observation assez fréquente de cette grave affection, inconnue des anciens accoucheurs? Elle se montre d'ailleurs à tous les âges de la femme en état de concevoir ; nous pouvons ainsi échelonner les faits depuis l'âge de 18 ans jusqu'à celui de 40.

Aucune remarque ne peut encore être précisée sous le rapport des saisons ou du climat ; les faits se multiplient en France, en Angleterre, en Allemagne ; nous avons eu l'occasion de faire une autopsie dans la province d'Oran ; ce fait nous avait vivement frappé, et un de nos confrères, devant lequel nous en parlions, nous apprit qu'une jeune fille espagnole, de 20 ans, avait succombé à la même affection, quelque temps auparavant, dans le village de Mers-el-Kebir.

TRAITEMENT.

Si les causes des vomissements opiniâtres sont si diverses, nous devons nécessairement trouver une grande variété dans les modes de traitement ; de plus, nous avons vu la connaissance de ces causes nous faire parfois complétement défaut ; dès lors nous serons réduits à des moyens empiriques dont l'efficacité, réelle dans certains cas, a été trop souvent prônée comme un spécifique. Notre richesse thérapeutique n'est pas toujours, comme on l'a dit, une preuve d'insuffisance ; à des causes multiples, il faut des moyens nombreux, et si nous marchons dans l'ombre, nous serons fatalement obligés de procéder par tâtonnements. D'ailleurs, n'est-ce donc rien que de pouvoir soutenir le moral de nos malades, et comment y parviendrons-nous, s'ils nous voient désarmés ?

Les vomissements sympathiques de la grossesse ne présentent, dans la très-grande majorité des cas, aucune gravité ; l'on devra se borner à des précautions hygiéniques, et en confier la guérison aux soins de la nature. S'ils surviennent à certains moments déterminés, on pourra changer l'heure des repas, les rendre moins copieux, favoriser la digestion à l'aide de quelques infusions aromatiques, légèrement excitantes. Si les aliments froids sont mieux tolérés, on prescrira des boissons glacées, de l'eau gazeuse. S'ils persistent, il faudra recourir aux préparations opiacées, une pilule de un ou deux centigrammes d'extrait thébaïque, une demi-heure avant le repas ; lotions laudanisées sur l'épigastre ou un vésicatoire morphiné. Dans ces cas, les bains tièdes seront un excellent auxiliaire.

« Quant au régime à proposer, dit Cazeaux, sans doute un régime doux, humectant, composé d'aliments de facile digestion, semble, au premier coup-d'œil, avoir un avantage marqué ; mais que d'exceptions, que de femmes qui vomissent les aliments les plus doux, même les liquides, et qui digèrent très-bien les aliments en apparence les moins convenables ! Que de fois n'ai-je pas fait manger du jambon, du pâté de foie, etc., à des femmes qui ne pouvaient digérer un filet de sole ou un blanc de volaille. Ce sont de ces bizarreries de l'estomac qu'il faut savoir respecter. »

Dans l'exposé que nous avons à faire des nombreux moyens qui ont été employés, nous ferons trois grandes divisions :

1° Traitement médical rationnel, c'est-à-dire, celui qui est institué dans le but de combattre une cause réelle ou présumée ;

2° Traitement médical empirique ;

3° Traitement chirurgical.

Traitement médical rationnel. — Dans aucun cas les moyens hygiéniques ne doivent être négligés ; ils peuvent, parfois, à eux seuls, être des agents puissants de guérison.

Obs. LXVI. — M. P. Dubois a rapporté l'observation d'une dame atteinte de vomissements opiniâtres survenus à la deuxième période. Il conseilla de faire déplacer cette malade, qui alla à la campagne, près du bois de Boulogne. Son état était tellement grave que M. P. Dubois proposa l'avortement. La malade demanda quelques jours pour se décider, et sur ces entrefaites elle se rétablit. (Laborie).

Obs. LXVII. — M. Ch. Dubreuilh (1) emprunte à la pratique de son.

_____

(1) Journal de méd. de Bordeaux, 1854.

père l'observation d'une femme qui était arrivée à la limite de la seconde et dé la troisième période. Le moindre mouvement lui causait des défaillances, et elle avait des hallucinations. On lui conseilla un voyage qu'elle commença, étendue sur un matelas, dans une voiture. Au début, elle eut quelques défaillances dues aux secousses, mais bientôt elle se trouva mieux et put garder un bouillon. Le troisième jour du voyage elle commençait à bien digérer, et ses forces étaient revenues, au point qu'elle put gravir à pied, en faisant de fréquentes stations, une côte sur laquelle la maison de campagne était située.

M. le docteur Debout a guéri une malade en l'obligeant à se promener en voiture découverte, et l'exposant ainsi à vomir en public ; c'était joindre aux effets d'un exercice violent, l'action d'un véritable traitement moral (1).

Nous avons cité un fait, emprunté à Cazeaux, qui est un remarquable exemple de l'influence puissante des émotions morales.

Si l'on remarque que les vomissements sont causés par une vive irritabilité de l'estomac, on se trouvera bien, dans quelques cas, d'une diète sévère qui, en apportant à l'organe un repos complet, permettra, quelques jours après, de nourir progressivement la malade. Nous en avons déja rapporté un exemple ; on peut y joindre le suivant, dont nous empruntons la traduction à M. Guéniot.

Obs. LXVIII. — Vomissements opiniâtres au septième mois de la grossesse. — Suppression de toute alimentation. — Injections rectales de bouillon et de lait. — Pédiluves lactés. — Amélioration rapide. — Accouchement heureux à terme. Par William Vaughan.

Une dame d'une constitution délicate, cheveux noirs, très-sujette aux affections nerveuses, devint, pour la deuxième fois enceinte à l'âge de 31 ans. Les vomissements se répétaient, non-seulement tous les matins, mais bien dans la plus grande partie de la journée. Malgré les remèdes employés, les vomissements n'avaient en aucune façon été modifiés, et je fus appelé à la voir au septième mois de la gestation.

(1) Fabre, loc. cit.

Elle était très-amaigrie, elle avait des sueurs profuses, et elle était obligée de garder le lit. Si elle essayait de se tenir sur son séant, elle se trouvait mal immédiatement; et si elle sommeillait un peu, les plus terribles rêvasseries venaient la tourmenter. La quantité d'aliments ingérée dans les vingt-quatre heures était fort peu considérable, et cependant elle était immédiatement rejetée.

Rien ne pouvait exciter l'appétit. De temps à autre il se développait du météorisme, contre lequel une petite quantité d'eau-de-vie brûlée parut être utile; chaleur et soif intenses, 100 pulsations environ. Aucune probabilité d'accouchement prématuré; l'enfant donnait les signes de la plus grande vitalité. Lorsque je la vis, le cas était des plus graves. Après une certaine réflexion, je pensai que ces accidents peut-être n'étaient entretenus que par une espèce d'habitude morbide, et par conséquent je me déterminai à supprimer toute alimentation par l'estomac. La malade ne devait donc ni boire ni manger, ou du moins n'avaler aucun fluide ou solide. Cependant pour soutenir autant que possible les forces de la malade, nous profitâmes de l'absorption par le rectum et la peau. L'intestin, préalablement vidé avec un lavement de bouillon de mouton, on injectait, matin et soir, une pinte de lait de vache fraîchement tiré, additionné de 20 gouttes de laudanum.

Les jambes et les pieds, frottés avec une flanelle chaude, étaient plongés, pendant une heure, trois ou quatre fois par jour dans un pédiluve chaud composé de la manière suivante : 4 onces de *bark* en décoction, dans 3 gallons de lait *skimmed* (1).

La région épigastrique était frictionnée avec un liniment anodin.

Ce traitement suivi pendant trois jours amena une amélioration sensible, le lait fut entièrement absorbé, les sueurs diminuèrent considérablement, les forces commencèrent à revenir; le malaise était bien moins considérable et le sommeil tranquille. Le quatrième jour, la malade demanda elle-même à prendre quelque peu d'aliments solides froids, et elle put manger une assez grande quantité de bœuf froid et boire une pinte de bière sans aucun accident.

(1) Le bark n'est autre chose que l'écorce de quinquina. — Skimmed écumé.

Depuis lors, la grossesse n'a été entravée par aucun malaise, et la femme est accouchée à terme d'un enfant bien développé.

(*Memoirs of medical Society of London*, *1789, p. 125.*)

L'usage des antiphlogistiques est la méthode la plus anciennement mise en pratique pour combattre les vomissements rebelles dus à la grossesse.

« Entre les remèdes généraux que l'on peut employer contre le vomissement, dit Delamotte, je n'en ai point trouvé de plus propre et de plus efficace que la saignée, en vuidant la plénitude dont la malade se trouve surchargée. Mais il faut, comme je l'ai déjà dit, que ce grand remède soit administré avec prudence et modération. »

Mauriceau est aussi très-partisan de la saignée ; il conseille les sangsues à l'épigastre lorsque cette région est douloureuse à la pression.

M. P. Dubois cite un fait dans lequel une amélioration passagère survenait après la saignée, qui fut employée à plusieurs reprises.

Mais nous pensons que quand ce moyen est mis en pratique, on ne doit pas oublier la sage recommandation de Delamotte: Prudence et modération; car, si l'on ne réussit pas, on a enlevé à la femme des forces qu'elle est dans l'impossibilité de réparer, forces qui lui seront d'un si grand secours pour réagir contre la violence des accidents.

Il peut arriver, chez les femmes enceintes, que le col de l'utérus soit le siége d'une disposition morbide spéciale, caractérisée par une sensibilité excessive du col et de l'orifice utérin enflammés, et telle que la pression du doigt sur ces parties détermine presque immédiatement le retour des vomissements. C'est devant une manifestation de ce genre que M. Clertan (de Dijon) appliqua, dans un cas désespéré, douze sangsues sur le col.

La malade fut sauvée. Quelques années plus tard, M. Clay employa le même moyen, qu'il combina avec une position de la malade telle, que le bassin est plus élevé que la tête, afin de soustraire le col à la pression. Le médecin anglais a publié trois observations (1), les deux que nous rapportons ont été seules couronnées de succès.

(1) Gazette hebdomadaire, 18 novembre 1857.

Obs. LXIX. — Une femme, âgée de 40 ans, mariée à 34 ans, devint bientôt enceinte et avorta du quatrième au cinquième mois. Elle avorta successivement cinq fois vers la même époque de la grossesse, sans dépasser jamais le cinquième mois. Devenue enceinte une sixième fois, le repos, la position étendue, l'attention de tenir le ventre libre, de calmer l'excitation utérine, lui firent dépasser l'époque des avortements antérieurs. Les choses marchèrent d'une manière satisfaisante jusqu'au commencement du septième mois, époque où se manifestèrent de violents, de constants et fatigants vomissements aussitôt qu'elle avait mangé ou bu, accompagnés de flatuosités, d'éructations, d'acidité de l'estomac et d'une extrême irritabilité. Toutes les espèces d'aliments et de boissons furent essayées ; le repos absolu, les apéritifs, les opiats calmants, quand ils semblaient nécessaires ; toutes les variétés des anti-acides furent largement prescrites, sans le moindre succès. L'acide prussique, la créosote, le bismuth, l'opium, le musc, la solution de potasse, la solution d'iodure de potassium, la glace, etc., furent essayés en vain, à l'exception du carbonate de magnésie à la dose de 6 à 8 grains dans de l'eau distillée, qui n'amena toutefois qu'un répit de courte durée. La patiente commençait à présenter des symptômes d'épuisement alarmants. M. Clay proposa l'accouchement prématuré, qui fut d'abord refusé. Deux ou trois jours furent passés en applications inutiles, convaincu qu'il fallait agir si l'on voulait prévenir la mort. En introduisant le doigt dans le vagin pour guider un instrument et rompre les membranes, il trouve à l'orifice et au col une si grande sensibilité que la plus légère pression détermine presque instantanément de violents efforts de vomissements, frappé de cette particularité, il ajourne l'opération pour essayer si la position couchée sur le dos, la tête très-basse et le siége élevé, n'aurait pas un effet salutaire. La disposition à vomir fut tout de suite moindre et vingt-quatre heures après, une petite quantité de nourriture fut retenue. Encouragé par ce commencement de succès, il persista à faire garder la position indiquée, la nourriture continuait à être gardée, et la malade gagnait graduellement des forces. Si elle se mettait debout ou s'asseyait sur son lit, elle était presque immédiatement reprise de ses vomissements. Pendant le dernier mois, elle garda presque constamment la position qui éloignait du col la pression qu'il avait à supporter dans les autres attitudes. Peu ou point de médicaments furent donnés pendant ce temps ; les acidités et les éructations

14

de l'estomac cessèrent avant le terme de la grossesse, et elle accoucha à terme, heureusement et facilement, d'un enfant mâle. Les suites de couches furent naturelles; elle reprit bientôt ses forces habituelles.

Obs. LXX. — Subséquemment au cas précédent, M. Clay fut consulté par le médecin d'une dame qui présentait un état analogue. Le fait saillant de la sensibilité du col et de l'orifice, et de l'impression douloureuse au toucher, causant la manifestation et une aggravation de symptômes gastriques, fut constaté. Il conseilla l'application de quatre à cinq sangsues sur le col, et le repos dans la position décrite, avec des repas éloignés. Ce traitement eut l'effet désiré, et la malade était soulagée, au point qu'elle insistait, au bout de quelques jours, pour se lever ou au moins s'asseoir sur son lit. Sachant avec quelle facilité les symptômes reparaissent, on ne voulut pas y consentir avant d'avoir constaté s'il existait encore de la sensibilité au col. Ayant constaté encore de la sensibilité, bien que la pression ne déterminât plus de vomissements, il fit faire une nouvelle application de sangsues et conserver la position pendant quelques jours. L'effet désiré fut obtenu, et, quinze jours après la première application de sangsues, les vomissements avaient disparu, et bientôt la malade put reprendre ses habitudes sans inconvénient. La grossesse suivit régulièrement son cours jusqu'au terme, l'accouchement fut naturel, l'enfant vivant et les couches normales.

(*The midland quarterly journal of the medical sciences. Octobre 1857.*)

Obs. LXXI. — M. Clertan parle d'une femme de Dijon, dont les trois premières grossesses avaient été heureuses, et qui, à la quatrième, fut prise au troisième mois de vomissements qui devinrent tout-à-coup extrêmement graves. Il employa successivement et sans succès les acides minéraux, l'éther, le castoréum, les topiques de belladone, les opiacés, la glace, et enfin dans les prévisions d'un état pathologique de l'utérus, des ventouses et des sinapismes révulsifs. Après une consultation de deux confrères, on revint à l'application de tampons belladonés sur le col utérin. « Mais après cinq jours, dit M. Clertan, les vomissements n'avaient rien perdu de leur opiniâtreté; la peau était devenue froide, le pouls petit, serré, fréquent; la face décolorée, l'expression anxieuse, les lèvres sèches, la bouche contractée. Je résolus alors d'attaquer directement l'organe, dont l'état morbide, à coup-sûr, me paraissait devoir être la cause sympathique de ces vomissements prochainement mortels. J'appliquai le spéculum : le col utérin m'apparut plus volumineux qu'il ne devait l'être à cette époque de la gestation ; son tissu, dur, était d'un rouge foncé. J'appliquai douze sangsues sur le col ; la saignée fut d'au moins 200 grammes. Deux heures après avoir arrêté l'écoulement, je fis prendre à la malade quelques cuillerées de bouillon froid (les vomissements, après une demi-heure d'écoulement n'étaient survenus que deux fois) : elles furent acceptées, digérées ; la deuxième dose fut rejetée. Deux heures après, on revint à une demi-verrée de bouillon affaibli ; il fut conservé ; les vomissements cessèrent. Je prescrivis l'usage de petits potages successivement plus substantiels ; enfin, après cinq jours de régime de plus en plus réparateur, la malade revint à la vie ordinaire. La femme C.... accoucha à terme de deux filles bien portantes » (1).

Les révulsifs, du côté de la peau ou sur le tube digestif, ont été fréquemment employés. Mauriceau parle d'une grande ventouse appliquée sur la région épigastrique ; nous ne savons pas quelle peut être sa valeur. Nous mentionnerons encore les sinapismes, les frictions irritantes, le vésicatoire, le cautère, les raies de feu sur la même région. Ce dernier moyen a été rarement mis en pratique ; il doit, en effet, singulièrement effrayer les malades et leur causer une extrême répugnance.

M. Ferran, de Mer (2), a publié deux faits de vomissements incoërcibles, traités avec succès par l'emploi des caustiques.

Obs. LXXII. — Le 29 juillet 1857, j'ai été appelé auprès de la femme Gentils Hardiller, de Seris, canton de Marchenoir, âgée de 32 ans, d'une forte constitution, d'un tempérament sanguin, est mère de six enfants. Depuis quelques jours elle se plaint de la tête, il y a de l'insomnie, de l'inappétence, la fièvre est continue.

Prévoyant que je pouvais avoir affaire à une fièvre typhoïde, maladie qui sévissait dans la localité, je pratiquai une saignée de 500 grammes, je pres-

(1) Gazette des Hôpitaux, 1854.
(2) Union médicale, 1860. T. vi , p. 294.

crivis en outre un purgatif, des applications froides sur la tête et des boissons délayantes. La fièvre typhoïde se confirma, elle suivit son cours sans accidents, sans complications d'aucune sorte. *Le 18 août*, la malade se sentant mieux, me demanda à manger. Je permis un peu de bouillon de poulet, il y eut un vomissement.

Le 19 et le 20, les vomissements continuèrent, ils se renouvelèrent trois à quatre fois par jour. Cette complication me parut dépendre de quelque cause insolite; je questionnai la malade; elle me dit qu'elle avait un retard de deux mois dans ses époques, je soupçonnai un commencement de grossesse; sans m'inquiéter outre mesure, je fus préoccupé d'un accident qui empêchait cette femme convalescente, épuisée, de prendre de la nourriture au moment où elle en avait si grand besoin. Je prescrivis : Eau de Seltz très-froide en petite quantité, une cuillerée à café de bouillon de poulet froid de quart-d'heure en quart-d'heure, potion de Rivière, de 200 grammes additionnée de 30 grammes de sirop diacode, à prendre par cuillerée à bouche d'heure en heure; lavement purgatif.

Le 22 août, même état, cinq à six vomissements par jour, grande faiblesse, amaigrissement très-marqué, pouls petit, peu fréquent, à 90, langue humide et rosée; eau de Seltz, potion de Rivière, glace dans les boissons; pilules avec extrait thébaïque et extrait de jusquiame de chaque 15 centigrammes pour 12 pilules, une de trois heures en trois heures; application permanente de glace sur le creux de l'estomac.

Le 24 août, aucune amélioration, lait coupé très-froid, je recommande à la malade d'avaler souvent de petits morceaux de glace; sous-nitrate de bismuth, 4 grammes pour dix paquets (un paquet de deux heures en deux heures), large vésicatoire volant sur l'épigastre.

Ces moyens sont continués sans obtenir le moindre résultat jusqu'au 7 septembre; à cette époque la malade est dans un état déplorable, les vomissements sont plus fréquents que jamais, le pouls est déprimé à 110; la langue est rouge et un peu sèche, marasme, rétraction du ventre. Je fais avec la poudre de Vienne, à 3 centimètres au-dessous de l'appendice xiphoïde, une brûlure large comme une pièce de cinq francs. Continuation des boissons froides.

Le 8 septembre, M. le docteur Debrou, d'Orléans, est appelé en consultation ; il pense comme moi que les vomissements de la malade tiennent à un commencement de grossesse ; il approuve le traitement prescrit jusqu'alors et fait ajouter une potion anti-spasmodique de 150 grammes, additionnée de 30 gouttes de chloroforme ; il prescrit en outre un grand bain aromatique.

Le 9 septembre, les vomissements persistent. J'ai recours à la médication iodée, indiquée dans ces derniers temps par les médecins allemands, (3 gouttes de teinture d'iode dans un demi-verre d'eau sucrée, le matin à jeun).

Le 11, un peu de mieux, les vomissements sont moins fréquents ; boissons froides, bouillon, lait coupé, continuation de la teinture d'iode.

Le 13, mieux notable, les vomissements ont cessé, légers potages, bouillie froide.

Vers la fin du mois, je trouve la malade aussi bien que possible, la grossesse s'est confirmée ; six mois après, la dame Gentils est accouchée d'une fille, elle s'est parfaitement rétablie.

Obs. LXXIII. — Le 6 juin 1858, j'ai été mandé pour voir la femme Fassot, de la commune de Crouy, canton de Bracieux, âgée de 46 ans, d'une santé robuste, d'un tempérament sanguin, elle est mère de neuf enfants.

La malade raconte qu'il y a deux mois, elle a vomi tout-à-coup deux à trois verres de sang noirâtre ; depuis lors, elle a fait usage, sur l'avis de plusieurs médecins, de boissons froides, d'eaux gazeuses, de sirops opiacés et de magnésie calcinée ; tout a échoué, les vomissements ont cessé d'être sanguinolents, mais ils ont augmenté de fréquence et d'intensité.

Aujourd'hui, après un jeûne presque absolu de deux mois, la dame Fassot est dans l'état suivant :

Elle est d'une maigreur squelettique ; son facies a quelque chose d'effrayant, tant les yeux sont caves et les traits tirés ; le ventre est tellement rétracté qu'on sent aisément le corps des vertèbres à travers les parois abdominales ; le pouls est très-faible, à 80 pulsations ; la langue est humide, un peu rouge, les vomissements sont tellement intenses qu'une cuillerée à café d'eau froide, prise en ma présence, est immédiatement rejetée ; la malade affirme qu'elle a de l'appétit, elle sent bien, dit-elle, qu'elle va mourir de faim.

En observant cette femme avec attention, je me demandai quelle pouvait être la cause de vomissements aussi opiniâtres ; la maladie n'avait pas été précédée de malaises et de dérangement d'estomac, le pouls était peu fréquent, il n'y avait pas de dégoût, et je ne retrouvai pas chez ma malade cette teinte jaune-paille si caractéristique dans les affections cancéreuses ; je songeai à ma fermière de Seris, et je pensai que tous ces accidents pouvaient bien être liés à un commencement de grossesse. J'appris de la dame Fassot qu'elle avait toujours été bien réglée jusqu'au jour où les vomissements étaient survenus ; que depuis lors elle n'avait rien vu ; sur mon observation qu'elle pouvait être enceinte, elle me répondit qu'elle ne le croyait pas, se considérant comme trop âgée et comme étant sous l'influence de son retour.

Je prescrivis une potion fortement opiacée (40 gouttes de laudanum de Sydenham pour 150 grammes de véhicule) à prendre par cuillerées à bouche d'heure en heure, boissons glacées, eau de gomme, eau-de Seltz, bouillon de poulet, à petites doses, je recommandai en outre à la malade de prendre chaque matin, à jeûn, 3 gouttes de teinture d'iode dans un demi-verre d'eau sucrée.

Ce traitement fut suivi jusqu'au 14 juin sans produire la moindre amélioration ; je trouvai la dame Fassot dans un état de faiblesse extrême, ayant la voix éteinte, le pouls filiforme, à 100 pulsations ; le danger me paraissant imminent, je me décidai à user d'un moyen violent et perturbateur, j'appliquai trois moxas sur la région épigastrique avec le duvet d'armoise, sous la forme de petits cônes, ayant environ 12 millimètres de diamètre à leur base ; j'en plaçai un sous l'appendice xiphoïde ; les deux autres six centimètres plus bas, un peu au-dessous des cartilages costaux ; l'un à droite, l'autre à gauche, de manière à circonscrire un espace triangulaire ; je laissai ces moxas brûler lentement.

A dater de ce jour, les médicaments furent supprimés ; je recommandai seulement à la malade de prendre souvent de l'eau froide, du bouillon de poulet et du lait coupé.

Six jours après *(20 juin)*, je revis la dame Fassot, il y avait une amélioration notable dans son état, elle m'assura que, depuis ma dernière visite, les vomissements avaient été moins fréquents, et qu'elle gardait souvent son bouillon. Je l'engageai à continuer encore longtemps l'usage d'aliments liquides et froids. Quatre mois après, je reçus sa visite ; j'eus peine à la reconnaître, tant elle avait changé ; elle avait de l'embonpoint, la grossesse était avancée et la santé générale parfaite.

On ne peut pas regarder la première observation de M. Ferrand comme concluante en faveur de la cautérisation, car on a administré conjointement les anti-spasmodiques, le chloroforme, les bains aromatiques, et en dernier lieu la teinture d'iode. Ce n'est même qu'à partir de l'administration de ce dernier médicament que la malade a commencé à éprouver un mieux sensible.

Les révulsifs sur le tube intestinal sont indiqués d'une manière formelle, lorsqu'il existe de la constipation ; aussi dans un grand nombre d'observations on a mentionné l'usage de lavements purgatifs.

Quelques médecins, s'inspirant de l'aphorisme d'Hippocrate : *Vomitus vomitu curatur*, et d'un autre côté, remarquant que les voies digestives présentaient souvent un état saburral manifeste, accompagné de constipation, ont préconisé l'asssociation des vomitifs et des purgatifs. M. Fougeu, d'Étampes, en a fait le sujet d'un Mémoire qu'il adressa à l'Académie en 1853. Les trois observations suivantes feront parfaitement comprendre la manière d'agir de ce praticien (1).

Obs. LXXIV. — Mme B..., femme d'un artisan, âgée de 22 ans, cheveux châtains, d'un tempéramment nervoso-sanguin, d'une assez bonne constitution, toujours bien menstruée jusqu'au moment de sa grossesse ; un peu de leucorrhée avant et après les règles ; vie sédentaire.

Je fus appelé, le 12 octobre 1844, auprès de cette jeune femme, qui

(1) Gaz. des Hôpitaux, 2 juillet 1857.

était arrivée à la fin du sixième mois de sa première grossesse. A peine entrée dans son troisième mois, Mme B... a des vomissements qui se déclarent le matin d'abord, et qui bientôt se répètent plusieurs fois dans le courant de la journée. Elle n'est pas encore arrivée à son quatrième mois, que, ni aliment ni boisson ne sont tolérés dans l'estomac.

Des évacuations sanguines, assez abondantes et répétées, pratiquées tant au moyen des sangsues qu'au moyen de la lancette, ont semblé venir en aide au mal; les émollients, les opiacés et les anti-spasmodiques *intus* et *extus*, ont plutôt aggravé les accidents.

La malade, tout-à-fait alitée depuis trois mois, touchait à peu près au 170° jour de sa grossesse. La première fois que je la vis (12 octobre), je la trouvai dans l'état suivant : Pâleur et teinte jaunâtre de la face, surtout autour du nez et des lèvres; décoloration de tous les tissus; maigreur considérable, accablement; peau froide sans réaction; lenteur du pouls; sentiment de brisure dans les membres; bouche pâteuse; langue recouverte d'un léger enduit blanchâtre; dégoût pour toute espèce d'aliments; pas de soif; sentiment de pesanteur à la région épigastrique; respiration pénible, parfois suspirieuse; vomissements ramenant tout ce qui est ingéré dans l'estomac; constipation. La plupart de ces symptômes existaient avant même que le vomissement soit devenu continu.

Cette femme, qui n'avait jamais d'attaques de nerfs, éprouve plusieurs fois par jour des attaques d'hystérie convulsive, presque épileptiforme, qui vont toujours en augmentant de fréquence et d'intensité. Le traitement débilitant qu'elle a suivi me parait être une des causes de ces accidents qui se sont déclarés après la première soustraction de sang.

J'eus d'abord recours au traitement direct du vomissement; j'employai les anti-émétiques (poudres aérophores, potion de Rivière) unis aux anti-spasmodiques (valériane, assa-fœtida, jusquiame, etc.), les opiacés, les lavements purgatifs, les révulsifs extérieurs (sinapismes et ventouses sèches); etc.

Pendant cinq jours, tous les symptômes, surtout ceux qui appartiennent à l'élément nerveux, vont s'exaspérant.

Le 17, je me décide à combattre directement l'état gastrique. Je commence par donner des lavements purgatifs (séné et sulfate de soude) pour désobstruer la partie inférieure de l'intestin.

Le 18, je prescris l'émétique en lavage (un décigramme) dans un litre d'eau, à prendre par demi-verrées de dix en dix minutes, jusqu'à production de quatre vomissements. J'obtins aisément l'effet désiré, plus deux selles marronnées. Malheureusement l'intolérance de l'estomac resta la même, le lendemain et les trois jours suivants, les vomissements se répètent comme avant le vomitif.

Alors, me rappelant ce précepte que dans l'état gastrique muqueux, les vomitifs et les purgatifs restent sans effet, si on ne soumet d'abord la malade à un traitement préparatoire; je dirigeai ma médication de la manière suivante :

Pendant deux jours, le 22 et le 23, je fais prendre à la malade de la tisane d'orge miellée dans laquelle je fais mettre, par litre, 10 grammes de sulfate de potasse. Matin et soir, lavement avec une forte décoction de mercuriale. La tisane n'est rejetée qu'en partie, et le deuxième jour, après quelques coliques légères, j'obtins une évacuation assez abondante, que je considère comme due à l'action laxative du sel et du lavement.

Le 24, j'ordonnai une bouteille d'eau de Sedlitz, dans laquelle je fis mettre par le pharmacien un décigramme de tartre stibié (car je n'osais plus donner ouvertement l'émétique), à boire par demi-verrées tous les quarts-d'heure, avec ordre de cesser l'usage de ce médicament si par hasard il donnait lieu à quatre vomissements. Les deux tiers du liquide produisent au-delà de cet effet.

Mme B.... ne vomit plus aussitôt que l'action de l'émétique est épuisée, et elle devient tellement exigeante que dans l'après-midi, cédant à ses instances, je lui accorde dix cuillerées de lait bouilli, mais froid; trois heures après, de son chef, elle en boit dix autres cuillerées. A mon grand étonnement, ce liquide a été parfaitement digéré. Une selle, au moyen d'un lavement avec une décoction de mercuriale.

Le lendemain Mme B.... accusant de l'appétit, mange en trois fois à peu près vingt-cinq cuillerées à bouche de potage (à l'oseille), très-liquide; la tisane est bue en assez grande quantité; tout cela circule sans que l'estomac en ressente la moindre fatigue, pas de vomissements.

15

Le 26, eau de Sedlitz émétisée (un décigramme) administrée de la même façon que le *24*. Le tiers de la bouteille n'est pas bu que nous obtenons quatre vomissements. Augmentation des aliments, qui sont bien digérés.

Le 28, purgatif avec le sulfate de soude et le jalap. Les jours suivants, rhubarbe et columbo.

Obs. LXXV. — Mme F..., âgée de 24 ans, d'une bonne constitution, bien réglée, devient enceinte vers la fin de février 1849. Dès le premier mois, Mme F... éprouve de la suffocation, de la pesanteur à l'épigastre, surtout après le repas du soir. A ces symptômes, qui vont toujours s'aggravant, s'ajoutent bientôt les vomissements, et Mme F... n'est pas encore enceinte d'un mois et demi que l'intolérance de l'estomac arrive à ne pas permettre à une cuillerée d'eau d'y séjourner une minute.

Depuis quinze jours, ces symptômes persistent, Mme F... est très-affaiblie, elle a beaucoup maigri, la figure est pâle, on constate une teinte jaune autour du nez et des lèvres; la peau est fraîche, plutôt froide. Sentiment de courbature, pesanteur de tête, tendance au sommeil, état d'apathie. Dégoût pour toute espèce d'aliments et de boissons; bouche mauvaise, pâteuse, langue recouverte d'un enduit blanchâtre, parsemé de petites saillies rougeâtres, avec aspect pointillé; sentiment de pression épigastrique, constipation, pouls à 70. La malade ne rejette que l'eau qu'elle boit, colorée par un peu de bile, et mélangée à une très-petite quantité de mucus. (Emploi inutile des anti-spasmodiques et des opiacés.)

Le vendredi et le samedi, je donnai de la tisane d'orge sucrée avec addition de 6 grammes de sulfate de potasse par litre. Malgré l'absence de soif, Mme F..., en s'efforçant un peu, en boit plus d'un litre et demi. Matin et soir, lavement avec 125 grammes de miel de mercuriale. La tisane est assez bien supportée, les vomissements sont moins fréquents. Le deuxième jour, la malade ressent des gargouillements dans le ventre et de petites coliques, nous obtenons une selle noirâtre assez copieuse. Le dimanche matin, de bonne heure, j'administre à Mme F..., par demi-verrées, toutes les dix minutes, de l'eau tiède dans laquelle je mets en cachette, pour un litre, un décigramme de tartre stibié, infusion de camomille chaude pour aider les vomissements. J'en donne moi-même cinq demi-verrées, et j'obtiens quatre grands vomissements.

Les substances vomies sont principalement aqueuses; mais elles contiennent des matières visqueuses assez abondantes. Je cessai alors la médication vomitive. Deux heures de sommeil paisible et réparateur au bout desquelles la malade n'a plus de pesanteur à l'épigastre, elle n'a plus envie de vomir. Dans l'après-midi, Mme F... accuse de la faim; elle demande à manger, on lui prépare un potage très-liquide, 12 à 15 cuillerées sont mangées avec plaisir, et passent sans peine. Deux petits potages le lundi.

Le mardi, même vomitif, produisant des vomissements plus faciles que le premier et plus chargés de mucosités. Deux petits potages dans la journée; le jeudi, potion purgative avec la manne, le séné et le sulfate de soude, administrée par cuillerées toutes les demi-heures, jusqu'à effet purgatif. Les jours suivants, rhubarbe et quassia amera.

Le 1er mai, je rencontrai Mme F... à Paris. Je ne l'avais pas vue depuis dix jours. En l'apercevant, je fus frappé de la teinte jaunâtre du pourtour des lèvres et des parties avoisinant les ailes du nez. Elle avait en outre de la courbature, de la pesanteur de tête et peu d'appétit. La bouche était pâteuse, la langue était blanche; poids épigastrique; pendant trois jours de suite un vomissement le matin; selles rares, difficiles. J'exprimai nettement les craintes que m'inspiraient ces symptômes, et je n'hésitai pas à prédire le retour des vomissements.

Cette dame rentra chez elle le 8; je la vis le 9; elle était, m'a-t-elle dit, un peu plus malade que je ne l'avais vue à Paris. Le vendredi 10, les vomissements reparaissent; je veux donner l'émétique d'emblée, des vomissements de matière aqueuses ont lieu; ils continuent toute la journée et le lendemain. Le dimanche, à midi, les vomissements étaient incessants: l'émétique avait jeté l'estomac dans un état convulsif; alors j'ai recours exactement au même traitement que la première fois (sulfate de potasse d'abord, puis émétique après), et j'obtiens les mêmes résultats heureux. Suite du traitement, deuxième vomitif, purgatif et toniques. Cette femme s'est parfaitement portée jusqu'à la fin de sa grossesse, 25 novembre 1850.

Obs. LXXVI. — Femme de 37 ans, très-bien portante, parfaitement réglée, arrivée le 25 juin 1852 à la fin du deuxième mois de sa sixième grossesse. Pendant les trois premières, elle a eu des vomissements à dater du deuxième mois jusque dans le cours du sixième. Dans la quatrième grossesse, les vomissements ont duré pendant tout le cours de la gestation. L'eau de fontaine était rendue immédiatement. De la galette grossière, faite sans beurre, sans levain et à demi-cuite, était le seul aliment qui passât quelque fois. Dès la fin du second mois de la cinquième grossesse, les vomissements se sont montrés d'une manière continue et n'ont pas permis à cette malade de prendre le moindre aliment jusqu'à son accouchement. Malgré les craintes sérieuses inspirées par l'excessive maigreur et la grande faiblesse de la patiente, l'enfant arriva à terme, mince et frêle. Après l'accouchement, les vomissements cessèrent; cette femme fut purgée, et, tout en nourrissant son enfant, elle reprit force et santé.

Les vomissements durent depuis quinze jours, et rien n'est supporté par l'estomac. Cette femme a déjà bien maigri; elle est abattue et garde le lit. La face est pâle et jaune; la teinte subictérique est surtout remarquable dans les sillons naso et mento labiaux; la tête est lourde; douleurs contusives dans les bras et dans les jambes; la peau a une bonne température; le pouls est petit et à 72. Bouche pâteuse, pas d'appétit, pas de soif, enduit lingual blanchâtre avec piqueté rougeâtre; pression épigastrique avec sensation de froid dans cette région; constipation rebelle, etc.

Je me trouvais avec mon savant confrère, le docteur Bourgeois, lors de ma première visite; les signes de gastricité étaient si évidents qu'il pencha pour l'administration immédiate d'un émétique : tisane d'orge, lavements avec une décoction de mercuriale; un décigramme de tartre stibié à prendre en lavage dans 750 grammes d'eau par demi-verre, toutes les dix mintes, jusqu'à provocation de trois vomissements. Eau tiède pour aider les vomissements. Quatre fois des matières aqueuses sont rejetées; le tiers du liquide n'est pas encore bu. Dans la journée et le lendemain, les vomissements sont plus fréquents qu'avant le vomitif.

Le surlendemain, j'administrai le même traitement que dans l'observation précédente (sulfate de potasse, deux émétiques, un purgatif), et les effets obtenus furent aussi heureux. Les liquides rendus par le vomissement sont encore plus glutineux après le second vomitif qu'après le premier.

On comprend difficilement que chez les femmes gravement atteintes, un semblable traitement puisse être mis en pratique; comment vaincre la répugnance de la malade à ingérer une aussi grande quantité de liquide, lorsque la moindre gorgée d'eau provoque des efforts si pénibles? D'ailleurs, ce mode de traitement ne serait peut-être pas sans présenter quelque gravité.

M. Dufor (1) a mis plusieurs fois en pratique un autre mode de médication révulsive; ce moyen, entre ses mains, n'a jamais manqué son effet dans les vomissements, par suite de grossesse.

La malade étant assise sur un siége ordinaire, ou mieux à demi-couchée dans son lit, je dirige sur la région épigastrique une douche de vapeurs d'eau aromatisée, à une température aussi élevée que la patiente peut l'endurer; quand au bout de dix à douze minutes, elle me dit que la chaleur devient trop forte, je retire le tube conducteur de la vapeur, j'applique une serviette trempée dans l'eau fraîche sur la région soumise à la vapeur, et je fais quelques frictions à l'aide de cette serviette. Aussitôt que la transpiration locale s'est établie, et qu'une rubéfaction légèrement rosée s'est produite sur les téguments, les vomissements diminuent sensiblement et de fréquence et d'intensité, quand, par exception, il est vrai, ils ne s'arrêtent pas tout-à-fait et pour toute la durée de la grossesse.

Après la serviette froide, j'applique de nouveau la vapeur jusqu'à réaction générale, c'est-à-dire jusqu'à ce que la circulation ait été accélérée d'une manière sensible.

Généralement, il est utile, sinon nécessaire, de recommencer plusieurs fois dans les vingt-quatre heures : ce qui n'offre aucun inconvénient pour la malade, puisque à chaque application successive, le soulagement et le bien-être sont plus prompts et d'une durée de plus en plus longue.

Rien, on le conçoit, n'empêcherait de recommencer les jours suivants, soit pour confirmer la guérison, soit pour achever de se rendre maître de quelques rares nausées ou vomissements. Presque toujours la patiente supporte et digère très-bien les boissons appropriées et les aliments légers qu'on peut lui donner pendant la fumigation ou immédiatement après. Dans les cas les plus graves, j'applique des ventouses sèches (en caoutchouc, pour n'avoir pas à déranger les couvertures qui servent à concentrer la vapeur

(1) Union médicale, 1860. T. vi, p. 101.

pendant la fumigation) sur l'épigastre et tout à l'entour. On peut indiffé-' remment appliquer ces ventouses durant ou après la fumigation. Ces moyens donnent immédiatement aux malades un sentiment de bien-être extraordinaire et relèvent leur moral, ce qui aide puissamment à la guérison.

On sait, en effet que, surtout dans l'état pathologique, la crainte de vomir suffit souvent pour provoquer les vomissements.

Dans un cas très-grave, les fumigations et les ventouses ayant produit un soulagement notable sans maîtriser tout-à-fait les vomissements, j'ai fait usage de frictions électriques, *eodem loco* : frictions qui m'avaient été d'un grand secours pendant le choléra de 1849.

Dans ce cas, je n'emploie l'électricité qu'à un degré assez faible pour que la malade la sente seulement, sans en éprouver ni douleur ni malaise.

Les narcotiques ont rendu souvent des services réels. L'opium a été administré à l'intérieur, la morphine par la méthode endermique, tant pour modérer les vomissements que pour calmer la douleur épigastrique. Les lavements laudanisés ont été fréquemment employés pour prévenir l'avortement. Simpson (1) rapporte une observation dans laquelle il eut un prompt succès par des inhalations de laudanum, faites au moyen d'un appareil avec addition d'eau chaude pour favoriser l'évaporation. Mais les vomissements ne dataient que de deux jours, pendant lesquels il est vrai, la glace, l'acide prussique et l'opium avaient été administrés inutilement.

Pendant qu'on administre les opiacés, il faut avoir soin de combattre la constipation qu'ils occasionnent à l'aide de lavements laxatifs.

La belladone est de tous les narcotiques celui qui a été employé avec le plus de succès. Bretonneau (2) attribuant les vomissements incoërcibles, surtout chez les primipares, à une résistance spasmodique des fibres de l'utérus, employa la belladone avec succès. Remarquant que la pommade était mal absorbée, il faisait faire une mixture avec 15 grammes de belladone qu'on réduisait à l'état sirupeux. On enduit l'hypogastre quatre fois par jour de cette mixture, en plaçant par-dessus une flanelle mouillée. Ce moyen suffit

(1) Obstetric Works. T. i, p. 349.
(2) Journal de méd. et de chir. prat., 1854.

quelque fois pour calmer l'irritation de l'utérus et faire cesser les vomisse-ments. Les docteurs Ems et Duclos ont vu chacun deux femmes atteintes de vomissements opiniâtres, chez lesquelles toutes les médications avaient échoué ; ils eurent recours à cette méthode et les guérirent.

Dans un cas très-grave, dit Cazeaux, où les vomissements avaient résisté à tous les moyens, même à l'emploi du procédé de Bretonneau, et dans lequel la pauvre malade semblait devoir succomber très-prochaine-ment, j'eus la pensée de porter le médicament jusqu'au fond du vagin : à l'aide du spéculum, j'introduisis un pinceau fortement chargé d'extrait mou de belladone et j'en barbouillai le col et le segment inférieur de l'utérus, ainsi que les parois vaginales. A dater de ce moment, une amélioration marquée se manifesta et après avoir répété quatre jours de suite les mêmes onctions, j'eus la satisfaction de voir la malade se rétablir. Je dois ajouter que dans un autre cas, le même moyen échoua complétement.

M. le professeur Trousseau, pour éviter à la malade le désagrément de cette médication extrêmement répugnante, se sert d'abord du procédé de M. Bretonneau ; mais si la belladone, ainsi administrée, est impuissante, il la porte sur le col même de l'utérus, en s'aidant d'un artifice qui en faci-lite singulièrement l'application. Ce médecin prend un morceau de carde ou de coton dont il forme un petit plumasseau ; il place sur le centre de ce plumasseau un gramme environ d'extrait alcoolique de belladone, il replie le plumasseau de manière à y renfermer l'extrait et le noue avec un fil, dont les chefs, longs de 25 centimètres, sont conservés. Ainsi préparé, ce tampon est introduit dans le vagin et porté directement sur le col, les deux fils pendant au-dehors ; au bout de cinq à six minutes, l'extrait de belladone a complétement imbibé le coton et se trouve en rapport immédiat avec le col de l'utérus et le vagin qu'il tapisse et baigne au point de déterminer quelque fois des accidents d'intoxication atropique, mais il suffit alors de tirer sur les fils pour extraire le tampon et mettre un terme à l'absorption. Il n'y a point ici de spéculum à introduire, la malade elle-même peut renouveler chaque jour l'application de son tampon. M. Trousseau a guéri de cette manière deux malades au bout de huit jours de traitement.

M. Danyau a employé ce moyen avec un succès complet.

Dans un cas que M. Guéniot a observé avec M. le docteur Le Bled, chez la femme de l'un de ses amis, l'emploi de l'extrait de belladone en frictions sur les parois abdominales, mit fin à des vomissements qui avaient résisté à l'opium, à la magnésie, au sulfate de quinine, aux boissons glacées, etc., et qui commençaient à inspirer de vives inquiétudes.

M. le docteur Béhier dit avoir obtenu de bons résultats de l'injection sous-cutanée du sulfate d'atropine, au niveau de la région épigastrique.

En un mot, l'emploi de la belladone ne doit pas être négligé, mais s'il compte des succès incontestables, on peut mettre en regard non moins de revers.

Dans le but de remédier à l'acidité de l'haleine, M. Chomel a conseillé de s'abstenir de toute substance acide ou pouvant devenir acide par sa transformation dans l'estomac. Il recommande l'emploi des eaux magnésiennes, de l'eau de Vichy, de Bussang, de légères solutions de potasse et de soude.

Obs. LXXVII. — M. Gubler s'exprime ainsi dans le Dictionnaire encyclodique des Sciences médicales : « Cependant il est permis de croire que certains cas de vomissements incoërcibles, dans le cours de la grossesse, dépendent de la présence constante des acides dans l'estomac. D'abord l'acidité des liquides vomis, en pareil cas, ne m'a jamais fait défaut. Ensuite j'y ai souvent découvert, à l'aide du microscope, des multitudes de spores semblables à celles de la mucédinée du muguet. Enfin j'ai obtenu d'excellents résultats de l'emploi de l'eau de chaux additionnée de lait. Une fois, entre autres, je prescrivis 100 grammes d'eau de chaux à une femme qui, arrivée au quatrième mois d'une grossesse, n'avait pas cessé de vomir depuis six semaines, malgré l'emploi de tous les moyens propres à enrayer cette fâcheuse complication; le lendemain j'appris qu'elle avait pu manger et n'avait rien restitué. Le deuxième jour, elle vomit de nouveau, ce qui me déconcerta un peu ; mais, ayant interrogé la malade, j'appris qu'elle n'avait pas fait usage du médicament. Voici ce qui s'était passé : L'interne en pharmacie, voulant se dispenser de son service le dimanche, avait donné, par anticipation, le double de la quantité prescrite, et la malade ayant pris les 200 grammes d'eau de chaux en vingt-quatre heures, se trouva le lendemain au dépourvu. Connaissant cette particularité, j'ordonnai la même dose pendant quelques jours, et les vomissements ne reparurent plus. »

M. le docteur Portalier (1) a rapporté une observation très-remarquable sur un fait de vomissements incoërcibles pendant la grossesse, lesquels, après avoir résisté aux nombreux moyens employés pour les arrêter, n'ont cédé qu'à l'usage de l'eau d'Alet.

Obs. LXXVIII. — Mme T...., d'une complexion délicate, épuisée par l'allaitement de son dernier enfant, âgé de 3 ans aujourd'hui, était convalescente depuis six mois d'une hémoptysie ; son rétablissement paraissait assuré lorsque, après deux mois de suppression des règles, elle fut prise de vomissements accompagnés de symptômes névropathiques intenses, convulsions, lipothymies, contraction des membres, serrement des mâchoires, crampes d'estomac, douleurs épigastriques. Cet état pathologique dura plus d'un mois.

La malade ne pouvait supporter aucun topique ; aucun aliment, aucune boisson ne pouvaient être reçus par l'organe digestif ; une ou deux cuillerées de café au lait, une fois le matin, avaient le privilége d'être conservées. Les bains, les sangsues, les vésicatoires, le sous-nitrate de bismuth, les antispasmodiques, sous toutes les formes et à diverses doses, échouèrent. Les eaux gazeuses de Sedlitz, Soda-Water, les pastilles de Vichy, en un mot, une exploitation pharmaceutique complète. Deux confrères furent appelés, vu la gravité du cas ; une catastrophe était imminente ; l'avortement provoqué semblait une dernière ressource.

Un dépôt d'eau d'Alet était récemment établi en ville ; préconisée dans les cas de dyspepsie, cette eau fut prescrite. A notre grande satisfaction, elle fut ingérée sans répugnance, conservée, et un amendement se fit remarquer peu après. Le mieux succéda au mieux ; la grossesse suit son cours. Mme T.... a bien quelque fois des nausées, mais sa santé n'en souffre pas précisément plus que dans ses précédentes grossesses.

M. Pétrequin, médecin de Lyon, a consigné dans son ouvrage une obser-

(1) Union médicale, 1860. T. vi, p. 485.

vation semblable, et la cessation des accidents par l'emploi d'une eau minérale.

M. le professeur Monneret a publié un fait de guérison par le sous-nitrate de bismuth, administré à dose de 50 à 60 grammes par jour.

Désormeaux ayant observé une certaine régularité dans le retour des vomissements, a donné avec succès l'extrait de quinquina à la dose de 10 à 20 centigrammes.

Est-il nécessaire de mentionner les différentes tisanes aromatiques, amères, acidules, tant de fois mises en pratique sans résultat? Il faut cependant indiquer d'une manière plus spéciale la potion de Rivière, modifiée par Hufeland de la manière suivante :

POTION ALCALINE.

Bicarbonate de Soude..........................	3 grammes.
Extrait de Jusquiame..........................	20 centigrammes.
Sirop..	15 grammes.
Eau de Mélisse.................................	60 —

POTION ACIDE.

Acide citrique.................................	3 grammes.
Sirop..	15 —
Eau..	60 —

Une cuillerée de chacune de ces deux potions toutes les heures.

Moyens empiriques. — Nous devons, en première ligne, mentionner l'iode qui, soit seul à l'état de teinture diluée, soit associé à l'iodure de potassium, jouit encore d'une faveur marquée.

Après Schmit, M. Eulenberg (de Coblentz) publia deux cas de succès à l'aide d'un mélange de teinture d'iode (un gramme) et d'alcool rectifié (15 grammes 1/2), dont on doit prendre trois gouttes, chaque jour, dans un verre d'eau. M. Becquerel ayant plus tard employé avec avantage une potion contenant, pour 120 grammes d'eau, dix gouttes de teinture d'iode et 50 centigrammes d'iodure de potassium, et prise en deux fois, matin et soir (*Gazette des Hôpitaux*, numéro du 29 août), M. Bacarisse assura, dans le même journal (numéro du 5 septembre), contre l'opinion de Eulenberg, qu'on calmait aussi bien les vomissements avec l'iodure de potassium seul qu'avec la teinture d'iode iodurée. Enfin, le 8 septembre, toujours dans la *Gazette des Hôpitaux*, M. Masson (d'Ardres) annonça six cas de succès obtenus par la préparation du médecin de Coblentz.

M. Buisson (*Union médicale* de la Gironde, octobre 1857), rapporte trois observations de vomissements opiniâtres, liés à la grossesse ou à la parturition, dans lesquelles il a eu recours aux préparations iodées. De ces trois malades, deux ont débuté par la teinture d'iode alcoolisée, et chez les deux les vomissements *ont augmenté*, ainsi que la douleur épigastrique. Au bout de quelques jours, on a cessé l'usage du remède, dont l'odeur seule excitait à vomir. Chez les trois sujets, l'iodure de potassium, administré seul, à la dose de 50 et 60 centigrammes par jour dans une tasse d'eau sucrée, bue en trois fois, n'atténua que fort peu les accidents. C'est seulement en dernier lieu qu'a été administrée la teinture d'iode iodurée, sous une forme à peu près semblable à celle qui est adoptée par M. Becquerel, et les vomissements ont cédé en trois jours chez une de ces malades, en cinq jours chez une autre, en six jours chez la troisième. La première vomissait depuis plusieurs semaines, les deux autres depuis plusieurs mois.

Quant à la cause des accidents, voici ce que disent les observations : chez une des femmes, les accidents avaient succédé à la parturition, et paraissaient se rattacher à une émotion pénible; chez une autre, ils étaient liés à la grossesse, et pouvaient avoir été facilités aussi par une influence morale; chez la dernière, également enceinte, on n'avait remarqué aucune cause occasionnelle.

On comprend que ces trois faits ne peuvent être isolés, pour l'appréciation de la question thérapeutique, de ceux qui les ont précédés. Or, tous ces faits réunis ne sont pas assez concordants, ni assez nombreux, pour légitimer une opinion arrêtée sur la valeur des diverses préparations expérimentées. On sait d'ailleurs que ce n'est pas seulement contre les vomissements des femmes grosses qu'a été préconisé l'iodure de potassium, mais qu'il l'a été contre des affections diverses de l'estomac, et que le résultat ne paraît pas jusqu'ici des plus encourageants. Du reste, M. Buisson ne se hasarde pas à des conclusions trop absolues, car il a soin de prévenir que celles par lesquelles il termine son travail ne se rapportent qu'à ses trois observations. (*Gazette hebd.* 13 nov. 1857).

Le docteur Buisson a un peu modifié la formule de M. Becquerel. Il prescrit :

Pᴿ. Teinture d'Iode........................ 4 grammes.
    Iodure de Potassium.................... 6 —
    Eau distillée....... .... 120 —

Mêlez une cuillerée à bouche de ce mélange, étendue dans un verre d'eau sucrée, à prendre en trois fois dans la journée.

Voici maintenant l'analyse rapide des faits où cette formule a réussi, après que l'iode et l'iodure avaient échoué.

Obs. LXXIX. — Mᵐᵉ X.... âgée de 35 ans, ayant déjà eu des vomissements dans ses grossesses précédentes, redevient enceinte en août 1857 et est reprise presque aussitôt de la même affection, qui résiste aux diverses médications que d'ordinaire on lui oppose. *Du 28 au 31 août*, pendant quatre jours, teinture d'iode diluée suivant le *modus faciendi* du docteur Eulenberg; aucun résultat, et même l'odeur du médicament provoque les vomissements. Après huit jours d'interruption, iodure de potassium à la dose quotidienne de 50, puis de 60 centigrammes; continuation pendant huit jours; pas d'effet. *Le 18 septembre*, prescription de la formule ci-dessus; cinq jours après, cessation des vomissements qui ne se sont pas reproduits depuis.

Obs. LXXX. — Mᵐᵉ J. L...., âgée de 33 ans, pendant assez longtemps stérile, avait eu déjà des vomissements nerveux. Une première fois, ils avaient été sous la dépendance d'un état dysménorrhéique. Sympathiques d'une grossesse la seconde fois, ils avaient cessé après l'accouchement, mais avaient reparu deux ou trois mois plus tard, sous l'influence du chagrin causé par la mort de son enfant. *En juillet 1857*, nouvelle grossesse, nouveaux vomissements plus persistants et plus opiniâtres qu'auparavant. *Au mois d'août*, préparation du docteur Eulenberg; au bout de dix jours, nul effet, et, de plus, la malade se plaint que l'odeur seule lui donne envie de vomir. *Le 7 septembre*, iodure de potassium 50 centigrammes, lequel est continué jusqu'au 20, sans résultat. Enfin, à cette époque la malade consent à prendre la solution d'iode iodurée. Depuis *le 1er octobre*, cessation des vomissements.

Obs. LXXXI. — M. S...., 22 ans, primipare, après avoir vomi pendant toute sa grossesse, est accouchée le 24 août dernier. Son enfant, allaité par elle, succomba le 7 septembre. Retour des vomissements ; impossibilité de rien garder dans l'estomac. *Le 10 septembre*, iodure de potassium, 50 centigrammes à continuer chaque jour. *Le 27*, les vomissements ayant persisté, recours à la préparation suivant la formule qui vient d'être donnée ; guérison le 1er octobre.

M. Lucien Corvisart a introduit dans la thérapeutique une nouvelle ressource dont l'emploi a parfois été couronné de succès, dans les vomissements sympatiques de la grossesse. On ne doit pas la négliger, car, dit M. Corvisart, le cachet du médicament est, s'il agit, d'agir vite et nettement ; en deux repas son efficacité est jugée ; il est inerte ou héroïque.

Extrait d'une lettre de M. le professeur Teissier (de Lyon),
à M. L. Corvisart (1).

« MONSIEUR ET TRÈS-HONORÉ CONFRÈRE,

....

» *Obs. LXXXII.* — Voici un fait bien remarquable de ma pratique, je vous envoie l'observation ; à coup-sûr, celle-ci ne déparera pas votre collection :

» Mme A...., de Lyon, âgée de 25 ans, d'un tempérament éminemment nerveux, et enceinte de deux mois, se trouvait à Marseille l'été dernier au moment de l'épidémie cholérique. Sous l'influence combinée de l'épidémie et de la grossesse, elle contracta un grave dérangement des fonctions digestives, caractérisé surtout par des vomissements et par de la diarrhée.

» Dès leur apparition, ces symptômes prirent un caractère inquiétant par leur intensité et par leur opiniâtreté. On leur opposa les moyens les plus

(1) Union médicale, 1860. T. VI, p. 72.

rationnels et les mieux appropriés ; mais tous les médicaments, préparations d'opium, bismuth, eau gazeuse, etc., etc., restèrent infructueux, et Mme A.... tomba rapidement dans un grand amaigrissement.

» Le médecin instruit qui lui donnait des soins à Marseille, justement effrayé d'une maladie qui prenait une forme menaçante pour la grossesse et même pour la vie, conseilla à Mme A.... de s'éloigner du foyer épidémique et de revenir à Lyon.

» Mme A.... suivit ce conseil, mais les vomissements persistèrent néanmoins, et arrivèrent à un point de gravité tel que la malade ne pouvait ingérer dans son estomac ni aliments, ni boissons, quelle qu'en fût la nature, sans qu'elle les rejetât immédiatement.

» Sa famille découragée, voyant que l'éloignement de Marseille n'avait en rien amendé cet état alarmant, vint me communiquer le sujet bien légitime de son affliction, et me demander s'il n'y aurait pas encore quelque moyen de salut à tenter.

» A cette époque, il y avait deux mois que les vomissements duraient, et la grossesse était arrivée à la fin du quatrième mois.

» Mme A.... en était venue à un état de maigreur squelettique, ayant le visage et la toux d'une phthysique ; le pouls, sans exagération, à 140.

» Elle avait, en un mot, la physionomie de la fièvre hectique, et je crus, au premier abord, avoir affaire à une tuberculisation pulmonaire.

» Toute alimentation était impossible ; les potages les plus légers, le bouillon de poulet, tout était vomi immédiatement après l'ingestion ; en sorte que la nutrition était complétement empêchée, la malade littéralement mourait d'inanition.

» En présence d'un état aussi désespéré, et qui soulevait les plus graves questions, puisqu'on pourrait se demander s'il ne faudrait pas pratiquer un *avortement artificiel*, pour arracher cette jeune dame à une mort inévitable ; une lueur d'espérance vint éclairer mon esprit. Je songeai à la *poudre de pepsine*, qui n'avait pas été administrée. Son emploi me parut, dans ce cas, parfaitement indiqué ; j'en prescrivis un paquet par jour, soit un gramme divisé en deux doses, enveloppé dans un pain à chanter, et pris avec une cuillerée de potage au tapioka.

» Vous-même, Monsieur, qui êtes l'auteur de cette méthode de traitement, aurez de la peine à croire ce que je vais vous dire; mais je vous affirme formellement que, dès la première dose, le potage fut gardé..... et qu'à partir de ce moment, les vomissements, qui étaient continus depuis deux mois, *n'ont pas reparu*. Le troisième jour, Mme A.... mangeait du poulet, puis du beefsteack; le traitement fut continué de la même manière pendant trois semaines; au bout de ce temps, la guérison était parfaite. L'embonpoint revenait, la fièvre et la toux avaient cessé avec les vomissements, l'enfant faisait sentir ses mouvements, et, à la fin du neuvième mois, Mme A.... accouchait très-heureusement.

» Aujourd'hui, cette jeune dame est belle, grasse, fraîche et bien portante.

» Voilà le fait tel que je l'ai observé. Je vous l'avoue, Monsieur et très-honoré Confrère, il m'a en quelque sorte ébloui......

» Recevez, ...

» TEISSIER,

» *Professeur de Clinique médicale.*

» Lyon, 22 juillet 1856. »

Obs. LXXXIII. — Vomissements sympathiques de l'état de grossesse. — Emploi de la pepsine. — Guérison (1).

Mme F...., âgée de 20 ans, s'est mariée en décembre 1856. Réglée à 15 ans, elle fut longtemps sujette à des coliques menstruelles, et accusait fréquemment, en marchant, un poids incommode dans le ventre, ainsi que des douleurs lombaires; elle éprouve en outre une constipation opiniâtre.

Au mois de mai 1857, après une course en chemin de fer, une fausse-couche eut lieu; elle était alors dans le troisième mois de sa grossesse. Les règles ayant de nouveau manqué au mois de septembre, Mme F.... observa un très-grand repos. Dès les premières semaines, les troubles sympathiques de l'état de grossesse se manifestent, et de ce nombre sont des vomissements fréquents et une supersécrétion considérable de fluide salivaire. La constipation habituelle augmente.

(1) L. Gros. Bulletin de thérap., 1858.

Dans les premiers temps, les vomissements survenaient seulement quelques heures après les repas, et contenaient moins d'aliments que de bile et de mucosités. Tout en combattant la constipation par des moyens appropriés, entre autres par l'emploi de la rhubarbe, de la magnésie, des lavements, etc., je cherchai, mais inutilement, à arrêter les vomissements par l'emploi des alcalis, des opiacés, des boissons gazeuses, du vin de Champagne, etc.

Au mois d'octobre, l'état de la malade s'aggrava. Les vomissements devinrent très-fréquents ; les aliments, quelles que fussent leur quantité ou leur qualité, étaient immédiatement rejetés ; les vomissements bilieux persistèrent ; un pyrosis intense et une vive sensibilité de la région hépatique tourmentaient la malade ; le teint devint jaune, terreux ; le pouls, faible, battait 120 ; une toux sèche, incessante, surtout la nuit, fatiguait la malade ; l'intelligence elle-même s'affaiblissait ; l'amaigrissement faisait de grands progrès, et en peu de semaines la malade se trouva dans un état de marasme des plus prononcés.

Je m'assurai par le toucher qu'il n'existait aucune position vicieuse de l'utérus. Je trouvai cet organe refoulé dans le petit bassin par le développement des anses intestinales, obstruées de matières fécales dures et compactes. Cet examen me fit reconnaître en outre une grande étroitesse des détroits supérieur et inférieur du bassin, par suite de l'inclinaison du pubis. Je remédiai à l'obstruction intestinale par des lavements purgatifs répétés. Je combattis les vomissements par tous les moyens dont dispose la thérapeutique moderne ; l'acide chlorhydrique, la teinture d'iode furent essayés à leur tour ; tous mes efforts restèrent sans résultat ; les vomissements continuaient, et le marasme faisait de rapides progrès.

Le 7 décembre, sur le conseil de M. Debout, et après avoir pris lecture de l'observation de M. Teissier, qu'il m'avait communiquée, je n'hésitai pas à tenter l'emploi de la pepsine neutre. J'en prescrivis trois doses d'un gramme, qui furent prises dans la journée, immédiatement après un peu de potage. Dès le premier paquet, les vomissements devinrent plus rares.

Le 8, la malade conserve et digère trois repas composés de potages, de viande rôtie et de jambon ; depuis ce moment il n'y a plus eu un seul vomissement.

La pepsine est continuée pendant quinze jours, d'abord à la dose de 3 grammes, puis à celle de 2 grammes; puis elle est supprimée.

La guérison ne s'est pas démentie, et aujourd'hui, 22 janvier 1858, la malade entre dans le sixième mois de sa grossesse; elle a repris des chairs et des couleurs; les selles sont faciles et assez régulières; l'appétit excellent, les digestions parfaites; les mouvements du fœtus sont forts, et, sauf un peu d'affaiblissement de la mémoire, qui tend à disparaître tous les jours, rien chez notre malade ne rappelle l'état désespéré dans lequel elle se trouvait il y a un mois à peine.

Nous ne devons pas hésiter à rappeler le fait à peu près semblable, adressé M. Corvisart, par M. le docteur Parise, professeur à l'École de Médecine de Lille.

Obs. LXXXIV. — Vomissements au quatrième mois de la grossesse. Emploi de la Pepsine. — Guérison.

Il s'agissait d'une jeune femme très-délicate, mal réglée, lorsqu'elle devint enceinte pour la première fois. « Les troubles du côté de l'estomac devinrent si inquiétants vers le quatrième mois de la grossesse, que j'eus recours, dit ce médecin, aux prises nutrimentives (pepsine acidifiée). Elle en fit usage pendant douze ou quinze jours. *Dès le premier jour*, la digestion se fit beaucoup mieux, et il en fut de même les jours suivants, et bientôt elle put digérer sans ce secours.

» Il importe de remarquer, ajoute M. Parise, que la grossesse arrivait au quatrième mois; peut-être faut-il attribuer aux modifications que subit l'utérus vers cette époque, le changement survenu dans la digestion? Cependant je ne doute pas que le médicament nouveau n'ait eu une véritable utilité. » (*Bulletin de thérap.* T. XLVII, p. 327).

L'observation suivante, recueillie par Mlle Alliot, une des élèves les plus distinguées de M. le professeur Dubois, qui l'a placée comme sage-femme près de l'Impératrice, va nous montrer que l'action de la pepsine peut quelquefois s'exercer sur la fonction digestive, même au début de la gestation.

17

Obs. LXXXV. — Vomissements dès le début de la troisième grossesse, survenant après le repas. — Administration de la Pepsine au deuxième mois ; cessation immédiate du phénomène morbide. — Suspension de la Pepsine ; retour des accidents. — Reprise et continuation du médicament ; guérison.

« Mme B...., multipare, a eu au début de sa première grossesse des vomissements presque incoërcibles, lesquels n'ont cessé qu'aux premiers mouvements du fœtus, et avaient produit un amaigrissement et une faiblesse considérables. L'infusion de feuilles de menthe et les bains frais avaient été employés sans aucun succès par le médecin qui dirigeait la malade.

» A la seconde grossesse, elle n'a eu que quelques vomissements insignifiants. La troisième grossesse, commencée dans la première quinzaine de janvier 1856, s'accompagna, dès les premiers jours du mois, de nausées et de vomissements qui ne firent qu'augmenter pendant février et la première semaine de mars. Ces vomissements se renouvelaient quatre ou cinq fois par jour et arrivaient toujours *immédiatement après le repas*, de sorte que la petite quantité d'aliments ingérés était à peu près complétement rejetée. Les forces et l'embonpoint diminuaient. Les médications employées lors de la première grossesse furent encore inefficaces.

» *Le 10 mars*, je donnai un gramme de pepsine acidifiée en deux prises, une à chacun des principaux repas. Dès la première prise, le repas a été digéré sans vomissements, sinon sans nausées. Pendant quatre jours, la même dose de pepsine a été suivie du même résultat, digestion des aliments avec quelques nausées ; le matin à jeûn, et quelquefois le soir, *six heures après le plus solide repas*, il y avait un vomissement *de matières glaireuses ou bilieuses, sans trace aucune d'aliments.*

» Pour savoir si je devais continuer ou suspendre le médicament, je fis la contre-épreuve. Je suspendis la pepsine le cinquième jour : les deux repas furent rendus dans l'heure qui suivit leur ingestion.

» *Le sixième jour,* la pepsine a été reprise, et les aliments ont été digérés et gardés de nouveau. Mme B.... a pris la pepsine encore quatre jours, et, comme elle ne vomissait plus, elle a cru pouvoir l'abandonner, malgré mon avis. Les vomissements ont recommencé. Elle a repris alors ses poudres et les a continuées pendant huit jours ; puis elle réduisit de moitié la dose, ne prenant plus que 50 centigrammes au repas principal. Enfin, j'ai suspendu complétement le médicament sans que les vomissements revinssent. *Le 6 avril*, les mouvements du fœtus se firent sentir. »

L'observation suivante a été communiquée par M. Miallhe (1).

Obs. LXXXVI. — M. le docteur J...., de Saintes, écrit le 23 mars 1859 que sa propre femme est rendue au dernier degré d'épuisement par les vomissements sympathiques de la grossesse, avec hypersécrétion de salive acide. *Le 12 mai suivant*, il écrit : « La pepsine que vous m'avez envoyée a produit les plus heureux résultats. Les premières doses ont fait cesser complétement ces vomissements, ainsi que le ptyalisme, que rien jusque-là n'avait pu calmer. »

Les anti-spasmodiques, sous toutes les formes, sont mis en usage dans presque tous les cas, et le bénéfice qu'on en a retiré a presque toujours été négatif.

Walter et Blundell ont donné l'acide cyanhydrique à la dose de deux ou trois gouttes dans une potion mucilagineuse.

M. Simpson a expérimenté ce moyen sans résultat avantageux.

Le cyanure de potassium, à la dose de 1 à 10 milligrammes, n'a pas montré une efficacité plus grande.

L'oxalate de cérium a été préconisé par le professeur Simpson, d'Edimbourg, à la dose de 3 grammes, trois ou quatre fois par jour. M. Sée, qui l'a administré depuis à la dose de 5 à 10 centigrammes aux derniers mois de la grossesse, dans des cas rebelles aux moyens habituellement employés, dit l'avoir trouvé très-efficace. M. Danyau l'a vu complétement échouer dans un cas où il l'a employé avec M. P. Dubois.

Les alcooliques, portés au point de déterminer une légère ivresse, ont eu, entre les mains de M. Rayer, de bons résultats ; ce praticien distingué rapporte un cas de guérison obtenu par ce moyen. M. Pigeaux conseille aussi

(1) *Union médicale*, 1860. T. vi.

les spiritueux, eau-de-vie de Kirsch, vin d'Espagne; c'était d'ailleurs l'opinion de Mauriceau : « J'ai souvent, dit-il, expérimenté avec un bon succès qu'une demi-cuillerée d'eau-de-vie ou un peu de vin d'Espagne, fait passer les grandes nausées et arrêter les vomissements. »

M. Dumoulin a guéri une femme en lui faisant prendre un petit verre de Kirsch après chaque repas.

M. Ch. Dubreuilh a rapporté qu'une malade de son père avait été guérie en prenant, après chacun de ses repas, un peu d'eau-de-vie étendue d'eau; ce conseil lui avait été donné par une dame irlandaise de ses amies.

M. Jacquemier ayant fait appeler près d'une de ses malades, qu'il regardait comme perdue, M. Moreau, afin d'avoir son opinion sur l'opportunité d'un avortement provoqué, ce professeur fut d'avis que l'on pouvait encore temporiser et conseilla l'usage du vin de Champagne, en assez grande quantité pour produire une grande fréquence du pouls et du délire; cette étrange médication réussit; les vomissements cessèrent, la grossesse arriva à terme. Depuis, cette dame a eu un autre enfant.

M. le docteur Homolle a eu recours, avec succès, à la préparation suivante :

> Poudre de noix vomique............ 1 centigramme.
> Magnésie calcinée................. 30 —

Ou bien :

> Strychnine...................... 1 milligramme.
> Magnésie calcinée................. 30 centigrammes.
> Pour une pilule.

Prendre une de ces pilules deux ou trois fois par jour, immédiatement avant le repas.

M. le docteur Stackler a communiqué, à la Société médicale du Bas-Rhin, deux observations de vomissements opiniâtres chez des femmes enceintes qui présentent un vif intérêt sous le rapport de la thérapeutique.

Dans les deux cas, les accidents ont été réprimés par l'emploi à l'intérieur de l'oxyde noir de mercure, administré à la dose de 5 centigrammes par jour.

L'emploi de ce médicament n'a pas donné lieu au moindre accident, et on n'a vu survenir aucun indice de salivation (1).

Bagot (2) recommande le calomel, *in refractà dosi,* jusqu'à salivation, comme remède infaillible contre les vomissements incoërcibles des femmes enceintes. L'action devient plus énergique encore si on administre une potion contenant 15 gouttes de chloroforme, immédiatement après le calomel. Bagot rapporte qu'une femme, pendant trois grossesses consécutives, par suite de vomissements obstinés, avait maigri extraordinairement, et ne pouvait plus prendre aucune espèce d'aliments. On craignait pour sa vie. Dès que la salivation apparaissait, l'estomac conservait aussitôt les aliments pris. Les délivrances furent heureuses. D'autres sels de mercure n'avaient pas, même alors que la salivation se déclarait, arrêté les vomissements.

Dans le journal le *Progrès*, M. Dezon a relaté trois observations de vomissements opiniâtres qui ont cédé à l'application continue sur l'épigastre de serviettes trempées dans l'eau froide et renouvelées toutes les cinq minutes.

Le froid à l'intérieur produit aussi parfois d'excellents résultats. La glace, les boissons et les aliments froids peuvent être tolérés, alors que l'estomac rejette toutes les autres substances ingérées.

Voici un fait curieux, présenté à la Société médico-pratique de Paris, par M. Ameuille (3).

Obs. LXXXVII. — Il s'agit d'une femme âgée de 38 ans, mariée depuis un an, grande, mince, maigre, à cheveux roux, d'un tempérament lymphatique. Des vomissements violents survinrent au bout du premier mois de la grossesse. Après six à sept semaines d'une abstinence forcée, la maigreur de la malade devint considérable; en même temps, on s'aperçut d'un grand affaiblissement des facultés intellectuelles. Quand M. Ameuille fut appelé, cette femme était dans un état d'étisie complète; à cette maigreur de squelette et à cette démence vint s'ajouter une sorte de paralysie générale, qui

(1) Gazette des Hôpit., 8 août 1846.
(2) Dublin, médical press.
(3) Union médicale, 1854.

se faisait plus particulièrement sentir du côté des membres et dans le sens des muscles fléchisseurs. L'enfant paraissait ne pas souffrir.

Comme toute espèce d'aliments et de boissons étaient inévitablement rejetés, on eut l'idée de faire avaler à la malade épuisée quatre à cinq boulettes chaque jour, d'un hachis de viande crue et de mie de pain, convenablement préparées par le pharmacien lui-même. Ces boulettes étaient introduites de force dans l'arrière-bouche de la malade qui oubliait d'avaler. Qu'arriva-t-il? C'est qu'au bout d'un certain temps, les boulettes furent tolérées et digérées, et qu'avant huit jours écoulés, on put doubler la dose, et bientôt les remplacer par des tranches de gigot, auxquelles la malade prit rapidement goût. La maigreur devint moins prononcée, et l'état de démence parut à son tour un peu s'amender. Cette femme arriva à son terme et accoucha d'un enfant qui vécut. Depuis, la mémoire est revenue, et la paralysie a disparu en grande partie.

Nous terminerons ici cette longue liste de médicaments, elle n'est pas complète. La matière médicale a été richement exploitée; mais toutes les substances qui ont été prônées n'ont pas reçu la sanction de l'expérience ou l'épreuve qu'on a faite a été malheureuse.

Entre toutes ces médications, pouvons-nous d'avance indiquer quels moyens employer lorsqu'on vient à se trouver aux prises avec des vomissements incoërcibles? Évidemment non. Chaque malade nous apportera des indications différentes; nous ne saurions trop le répéter, la chose capitale c'est la recherche des causes; elles sont nombreuses; aussi voyons-nous les médications les plus diverses, et en apparence les plus opposées, enregistrer des succès incontestables. Ici, la saignée est héroïque; là, la belladone procure des résultats inespérés; d'autres fois, les opiacés, les alcooliques, les révulsifs sont indiqués et réussissent dans des cas où tous les autres moyens seraient demeurés stériles. L'exploration des organes génitaux ne doit jamais être négligée, de nombreux faits sont venus nous montrer de quelle vive lumière elle a éclairé le diagnostic et partant, le traitement.

Si la cause nous échappe d'une manière absolue, c'est alors que nous devons avoir recours à ces nombreuses ressources empiriques; il est important de savoir varier la médication et ne pas trop insister sur chacune d'elles.

Enfin, si tous les efforts sont frappés d'impuissance ; si les vomissements, en conservant leur opiniâtreté, plongent la malade dans un état de marasme qui provoque la fièvre ; en un mot, si l'affection est entrée dans cette deuxième période que nous avons décrite, on a conseillé d'avoir recours à ce dernier mode de traitement, que nous avons appelé chirurgical, et qui n'est autre que l'accouchement prématuré ou l'avortement provoqué.

Mais avant de passer à l'étude de ce grave sujet, nous devons encore rappeler que des manœuvres chirurgicales d'un tout autre ordre ont été employées avec succès. Nous avons rapporté le cas si remarquable dans lequel le professeur Moreau mit un terme à de graves accidents, après avoir habilement fait cesser un enclavement de l'utérus.

Delamotte redressa, chez une femme atteinte de vomissements opiniâtres, l'appendice xiphoïde dont une courbure exagérée venait exciter les parois de l'estomac et donnait lieu à des symptômes alarmants.

TRAITEMENT CHIRURGICAL.

Lorsque le médecin ne voit plus de salut pour la malade que dans la déplétion de l'utérus, il peut se trouver en face de deux cas dont les difficultés sont loin d'être égales, l'enfant est viable ou il ne l'est pas. Si le médecin agit, la femme se trouvant dans le septième mois de sa grossesse, il n'aura provoqué qu'un accouchement prématuré ; à toute autre époque antérieure, ce sera un avortement. Deux questions qui se touchent de bien près, mais dont les solutions sont loin de se confondre.

A une époque qui n'est pas bien éloignée, la question de l'accouchement prématuré provoqué a soulevé bien des tempêtes. Aujourd'hui, toutes ces vives oppositions sont éteintes, et le fait a passé dans le domaine habituel de la pratique.

La provocation de l'enfantement avant le terme, dit Fodéré, est licite et même obligatoire, lorsque la femme est éminemment frêle, nerveuse, sujette aux spasmes, qu'elle vomit sans cesse tous les aliments, qu'elle ne se nourrit pas, et qu'il est à craindre qu'elle ne s'épuise, elle et son enfant, avant le terme ordinaire de l'enfantement.

La question, dit Cazeaux, me semble devoir être résolue dans ce sens quand le fœtus a atteint le septième mois de la vie intra-utérine, et j'avoue que l'opération me paraît pleinement justifiée, et par les dangers auxquels la mère est exposée, et par la possibilité de voir le fœtus continuer à vivre après son expulsion.

Cette opération a été, plusieurs fois déjà, mise en pratique au plus grand bénéfice de la mère et de l'enfant.

Les observations que nous rapportons à ce sujet ont été consignées dans la thèse de M. Fabre.

Obs. LXXXVIII. — Le docteur Merriman cite un cas favorable à la pratique d'un chirurgien de province de grande réputation. La malade souffrait d'une toux très-forte et de vomissements qui l'empêchaient de garder aucune espèce d'aliments et de boissons. Le traitement avait consisté en absorbants, amers, stomachiques, fomentations, frictions, vésicatoire à l'épigastre. Prévoyant une mort imminente, le chirurgien proposa et pratiqua l'accouchement prématuré à sept mois et demi de la grossesse. La femme accoucha d'un enfant vivant et se remit complétement. (Churchill.)

Obs. LXXXIX. — Une dame fort délicate était mise par les vomissements dans l'impossibilité de se nourrir, et était exposée infailliblement à périr. Après avoir employé tous les moyens pour la soulager, M. Simmons se décida enfin à pratiquer un travail prématuré au septième mois de la grossesse.

Le 24 mars 1813, vers huit heures du soir, la femme commença à être en travail et le soir même, à dix heures, elle accoucha d'un enfant qui vécut. Dès le moment même de sa délivrance, tous les symptômes qui l'avaient fatiguée pendant sa grossesse disparurent graduellement.

Nous avons rapporté le fait de la Clinique de Pavie, dans lequel on se décida à l'accouchement prématuré artificiel, c'était à la fin du huitième mois. Tous les accidents disparurent, et la mère et l'enfant furent sauvés.

Obs. XC. — Une dame, âgée de 30 ans, enceinte de sept mois environ qui, pendant sa grossesse, vomissait tout ce qu'elle prenait, sans qu'aucun des moyens connus pût la soulager, fut sauvée par l'accouchement prématuré. Au moment où je pratiquai l'opération, il n'existait pas encore d'instruments appropriés ; je me servis d'une sonde en baleine. Je sauvai aussi l'enfant.

Obs. XCI. — Davis rapporte un cas de provocation de travail. L'enfant présentait le développement d'un enfant de huit mois ; on put le confier à une nourrice. Sa mère fut sauvée aussi, car les vomissements disparurent immédiatement après l'opération ; mais pendant plusieurs années elle garda une faible santé. (Churchill).

Il existe dans la science un sixième fait qui appartient à M. Harris.

Mais nous avons vu que dans la plus grande majorité des cas, les vomissements incoërcibles se montrent dans les premiers temps de la grossesse, à une époque où l'enfant n'est pas viable ; par conséquent, si l'on agite l'opportunité d'une intervention chirurgicale, on se trouve en face d'un avortement. Situation des plus graves, la plus difficile peut-être qui puisse surgir dans la pratique médicale et qui jette le trouble dans bien des consciences. Faut-il pour cela couper court à toute discussion ? Nous tenir dans une réserve que quelques-uns pourraient appeler sage ? Ce n'est pas notre avis. On a dit la question hérissée de difficultés, eh bien ! pas une ne doit être tournée, il faut les aborder de front, et c'est en discutant franchement chacune d'elles, que nous verrons s'il y en a d'insolubles, et qu'ensuite nous pourrons nous tracer une ligne de conduite à l'abri de tout reproche.

Et d'abord, l'avortement provoqué dans un but médical est-il permis ?

Nous ne saurions mieux faire, pour donner une idée exacte de la question, que de reproduire, avec peu de changements, une partie du rapport que Cazeaux fit à l'Académie, en 1852, sur un sujet qui touche de près celui que nous étudions.

Dans les cas extrêmes de vomissements incoërcibles occasionnés par la

18

grossesse, est-il permis au médecin de provoquer l'avortement, dans le but de sauver les jours de la mère?

De nos jours, poser cette question, c'est évidemment demander s'il est des circonstances qui donnent au médecin droit de vie ou de mort sur l'enfant intra-utérin. Nous ne sommes plus au temps, en effet, où théologiens, philosophes et médecins disputaient à l'envi *de animatione fœtûs in utero*. Pour les uns, partisans des idées d'Aristote, l'embryon vivait successivement de la vie des plantes et de la vie des animaux, et ne recevait qu'à une époque plus ou moins éloignée de la conception, le principe divin qui seul pouvait en faire un être humain. L'époque de l'adjonction de l'âme au produit de la génération variait suivant les écoles, et, dans chaque école, suivant le sexe du germe fécondé; car, quelle que soit la date fixée, l'embryon mâle jouissait, sous ce rapport, d'une prérogative sur l'embryon femelle, qui ne recevait le souffle céleste que dix, vingt, parfois même quarante jours plus tard que le mâle.

Pour les autres, au contraire, l'ovule recevait le principe vivant en même temps qu'il subissait l'influence du fluide fécondant; car, sans l'âme elle-même, dit Albertus, la conception n'est pas possible, et c'est-elle qui, comme un architecte, préside à l'organisation et au développement des diverses parties du corps.

Cette dissidence, sur l'animation du germe fécondé, entraînait nécessairement de grandes différences dans l'appréciation morale et médico-légale de l'avortement; car, puni de mort lorsqu'il était pratiqué à une époque avancée de la gestation, il n'était passible que d'une peine correctionnelle quand on pouvait supposer le fœtus inanimé.

Les progrès de la science ont mis un terme à toutes ces discussions. Le germe reçoit, au moment de la conception, le principe vital, le souffle divin, et il n'est pas possible, sous ce rapport, d'assigner aucune différence entre l'enfant qui vient de naître et celui qui est encore renfermé dans le sein maternel, entre le fœtus de neuf mois et l'œuf fécondé depuis quelques heures.

Aussi la législation actuelle, d'accord sur ce point avec la physiologie, a-t-elle mis de côté toutes les distinctions mal fondées, et considère-t-elle l'avortement comme également criminel, quelle que soit l'époque à laquelle il est provoqué.

Tuer le fœtus est donc un fœticide à deux mois comme à neuf. Nous nous demanderons si, dans le but de soustraire la mère à un danger imminent, il est quelquefois permis au médecin de sacrifier celle de l'enfant.

Examinons les considérations religieuses, médico-légales et humanitaires que soulève le fœticide pratiqué dans un but médical.

Peu de questions ont été aussi vivement discutées par les théologiens ; mais quand on étudie ce qu'ils ont écrit sur ce sujet, on s'aperçoit bien vite que, dépourvus des plus simples notions de physiologie et d'obstétrique, ils ont comparé des faits très-dissemblables et raisonné d'après des documents entièrement erronés. Un professeur de la Faculté de théologie de Paris disait à Cazeaux : « Je suis convaincu que, mieux éclairée, l'autorité ecclé- » siastique modifierait la rigueur trop absolue de certains principes. »

Toutefois, on peut distinguer trois opinions différentes : les uns, en très-petit nombre, croient, avec Tertullïen, pouvoir autoriser le sacrifice de l'enfant toutes les fois qu'il est nécessaire au salut de la mère ; les autres, plus préoccupés de la vie spirituelle que de la vie matérielle, ne permettent de mutiler le fœtus que lorsqu'on aura pu le baptiser auparavant ; enfin l'immense majorité se prononce contre l'infanticide, quel que soit d'ailleurs le danger auquel la mère est exposée.

Ces derniers, invoquant les textes sacrés, fondent leur opinion sur les deux principes suivants : 1° *Non occides* ; 2° *Non facienda mala ut eveniant bona.*

Examinons donc ces deux objections :

Il suffit de parcourir la Bible pour être convaincu que ce précepte : *Non occides*, ne doit pas être pris à la lettre et ne menace des vengeances divines que le meurtre commis dans un but criminel. Depuis Moïse, qui, pour venger un de ses co-religionnaires des insultes d'un Égyptien, tua celui-ci et cacha son corps dans le sable, ne voyons-nous pas Phinéès, petit-fils du grand-prêtre Aaron, surprenant un enfant d'Israël dans la couche d'une femme madianite, les percer tous les deux du même coup, et cependant Dieu récompenser ce double homicide, en délivrant les Hébreux de la plaie dont ils avaient été frappés. Le législateur des Israélites n'ordonne-t-il pas à ses soldats le massacre des Madianites vaincus, massacre dont les filles vierges sont seules exceptées. Enfin, après le meurtre d'Holopherne, Judith n'entend-elle pas Osias, prince du peuple d'Israël, s'écrier : « Vous êtes » celle que le Seigneur a bénie plus que toutes les femmes qui sont sur la » terre. »

Inutile de multiplier ces citations ; nous n'aurions évidemment que l'embarras du choix, car la Bible est pleine de faits semblables. Ceux-ci suffisent pour prouver amplement que, dans la pensée du législateur, le *non occides* ne peut avoir le sens exclusif que lui prêtent ceux qui se prononcent, quand même, contre le fœticide.

Il en est de même, à notre avis, du second précepte : *Non facienda mala ut eveniant bona*. Celui-ci, en effet, trouve un éclatant démenti dans ces saintes croisades qui, si longtemps, ont ensanglanté le monde, dans ces guerres reconnues légitimes par le pouvoir spirituel lui-même, bien qu'elles n'aient eu souvent qu'un prétexte futile, dans ces exécutions capitales enfin que le magistrat reconnaît nécessaires pour rassurer la société ou maintenir la tranquillité publique, et que le bourreau exécute sans scrupule.

Tous les malheurs du champ de bataille sont, en effet, justifiés par le bien qu'ils produisent, et l'échafaud est bien moins une expiation qu'une leçon très-propre à garantir la Société contre de criminelles agressions. Dans tous les cas : *Ut eveniant bona*.

Nous savons bien que, pour échapper aux conséquences logiques des faits mentionnés plus haut, les théologiens distinguent le meurtre qu'ils appellent *de droit public* et l'homicide commis *d'autorité privée*.

Bien qu'à notre avis cette distinction porte plus sur la moralité de l'acte que sur sa nature, car dans les deux cas il y a mort d'homme, et par consèquent homicide, nous l'acceptons, et croyons y trouver un argument en notre faveur. L'avortement, en effet, pratiqué dans le but de sauver la mère, ne peut être envisagé par nous comme un acte *d'autorité privée*. Ces médecins éclairés, appelés auprès de la malade ; cette famille dont les plus chères affections sont en litige, ne constituent-ils pas aussi un tribunal dont les décisions ont droit au respect de tous? Leur magistrature est-elle moins sainte, et leur décision n'a-t-elle pas tous les caractères d'un acte d'utilité publique ?

Ces textes bibliques qu'on oppose sans cesse nous fourniraient d'ailleurs, en cherchant bien, quelques préceptes difficiles à concilier avec les précédents.

Dans l'espèce, par exemple, la femme peut se refuser absolument à l'avortement ; elle peut, en effet, quelle que soit la confiance inspirée par le chirurgien, elle peut de très-bonne foi ne pas croire à la nécessité absolue de s'y soumettre : Sans doute, dit le cardinal Gousset, archevêque de Reims, si l'opération est jugée nécessaire, le confesseur prudent mettra en avant les motifs les plus capables de l'y déterminer ; mais il ne l'y obligera pas sous peine de refus de l'absolution ; car, en supposant même qu'elle fût obligée de subir l'opération, il faudrait la laisser dans la bonne foi. Eh bien ! nous le demandons en toute humilité, que fera alors le médecin, qui, obéissant au *non occides*, se rappellera qu'en ne sauvant pas celui qu'il peut arracher à la mort il le tue : *Quem non servasti dùm potuisti, illum occidisti.*

En renonçant à l'avortement, il voue les deux individus à une mort presque certaine, quand il pouvait, en sacrifiant l'enfant, sauver presque sûrement la mère. Il se rend donc coupable de la mort de celle-ci, car, suivant le texte sacré, c'est lui qui l'aura tuée : *Illam occidisti.*

En supposant les textes inflexibles, il n'aura donc plus qu'à choisir entre le sacrifice direct de l'enfant, que lui interdit le sixième commandement, et l'inaction qui cause à la fois la mort de deux individus, et le rend ainsi deux fois homicide.

On le voit, une pareille logique conduit à l'absurde, ce qui ne peut tenir évidemment qu'à une fausse interprétation des lois divines.

C'est encore, suivant nous, à une fausse interprétation du Code pénal qu'il faut attribuer l'opinion des médecins légistes qui croient voir dans l'article 317 une interdiction formelle de l'avortement médical. Cet article est ainsi conçu : Quiconque, par aliments, breuvages, médicaments, violences ou par tout autre moyen, aura provoqué l'avortement d'une femme enceinte, soit qu'elle y ait consenti ou non, sera puni de la réclusion. —

La même peine sera prononcée contre la femme qui se sera procuré l'avortement à elle-même, ou qui aura consenti à faire usage des moyens à elle indiqués ou administrés à cet effet, si l'avortement s'en est suivi. — Les médecins, chirurgiens et autres officiers de santé qui auront indiqué ou administré ces moyens, seront condamnés à la peine des travaux forcés à temps, dans le cas où l'avortement a eu lieu.

Nous pensons, avec M. P. Dubois et le docteur Simonart (de Bruxelles), que cet article, quelque précis qu'il soit, ne s'applique qu'à l'avortement occulte et criminel, et non à celui qui, provoqué par l'art, est une opération pratiquée au grand jour et avec l'intention de conserver une des deux existences compromises.

Le législateur, dit M. Dubois, qui a prévu et puni la provocation de l'avortement criminel, n'a probablement pas pressenti que cette opération pût jamais être employée dans un but salutaire et devenir une des ressources de la médecine. Mais, lors même qu'il en aurait eu la pensée, il n'aurait pas fait une exception, que la raison proclame et qui devait résulter d'une interprétation logique de la loi; nous ferons d'ailleurs remarquer, continue le même auteur, que la provocation de l'avortement n'est pas la seule opération qui ait besoin d'être légitimée par l'intention : les blessures, les mutilations diverses, infligées par le chirurgien, ne seraient-elles pas des crimes si elles étaient pratiquées par d'autres mains et dans un but coupable ? La castration elle-même, qui est nominativement prévue et punie par l'article 316, n'est-elle pas une des opérations fréquentes de la chirurgie ; et malgré les dangers de mort auxquels elle expose le malade, a-t-elle été jamais l'objet de poursuites judiciaires.

Ce n'est donc pas l'acte en lui-même, mais l'intention et le but de celui qui le commet qui constitue le crime. Or, c'est le crime seul que la loi défend et punit.

Ajoutons enfin, avec le professeur de la Clinique, que cette interprétation est depuis longtemps adoptée par les accoucheurs d'un pays voisin, non moins éclairé et non moins moral que le nôtre. C'est en Angleterre, au commencement de ce siècle, que l'opération de l'avortement provoqué a été faite pour la première fois ; et cependant la provocation criminelle de l'avortement, ou pour employer l'expression des légistes anglais, le fœticide, est qualifié par les lois de *crime capital*, et puni de mort quand il a été commis à une époque où déjà les premiers mouvements de l'enfant s'étaient fait sentir. (Gaz. méd. 1843.)

La plupart des médecins allemands ont adopté les mêmes opinions, et nous aurons à citer la savante discertation dans laquelle le célèbre Nœgèle, de Heidelberg, a longuement exposé les raisons qui militent en faveur de l'avortement.

Après avoir cherché à démontrer que les prescriptions de la loi religieuse et les articles du Code pénal ne sauraient, sans fausse interprétation, s'appliquer à l'avortement provoqué dans un but médical, voyons si, considérée en elle-même, cette opération est immorale et contraire aux intérêts bien entendus de la Société. Tout ce qui, en effet, n'est pas défendu par la loi n'est pas permis, et dans les questions délicates qui se rattachent à la pratique de son art, le médecin vraiment digne de ce nom, doit puiser dans sa conscience seule les éléments de ses déterminations. En un mot, la dignité professionnelle, la moralité médicale lui imposent des devoirs tout aussi impérieux que les obligations dictées par la loi civile ou religieuse. Essayons donc de rassurer sur ce point les consciences les plus timorées.

Les raisons alléguées par ceux qui ont cherché à légitimer l'avortement provoqué dans les cas extrêmes, sont de deux ordres : les unes ont pour but bien marqué de diminuer l'importance de l'enfant intra-utérin, comme être vivant; les autres tendent à démontrer qu'en supposant les deux vies égales en valeur, il est de l'intérêt de la Société de sacrifier le fœtus au salut de la mère, et que, dans tous les cas, la mère a le droit d'en décider en dernier ressort.

Toutes sont loin d'avoir, à nos yeux, la même importance : il en est même quelques-unes, parmi les premières, qui nous semblent avoir peu de valeur. C'est ainsi que dans son beau poème sur la vie et la mort, notre illustre Bichat, après avoir démontré que dans le fœtus la vie animale est nulle, et que tous les actes attachés à cet âge sont dans la dépendance de la vie organique, ajoute : Le fœtus n'a pour ainsi dire, rien dans ses phénomènes de ce qui caractérise spécialement l'animal; son existence est la même que celle du végétal; sa destruction ne porte que sur un être vivant, et non sur un être animé. Aussi, dans la cruelle alternative de le sacrifier ou d'exposer la mère à une mort presque certaine, le choix ne doit pas être douteux.

Admettre ce raisonnement, c'est implicitement admettre qu'il est plus criminel de tuer un homme éveillé que de l'assassiner pendant son sommeil, parce que, dans ce dernier état, il ne vit que de la vie organique.

Et pourtant c'est ce qu'ont fait la plupart des auteurs qui lui ont succédé en paraphrasant, sans modifications bien importantes, l'argument de Bichat. En mourant, dit le docteur Osborn, longuement réfuté par Dwees, le fœtus ne supporte aucun dommage réel, puisqu'il perd une vie dont il n'avait pas conscience : ne pouvant pas prévoir le coup dont il est frappé, il n'a aucune des appréhensions qui assiégent l'adulte menacé d'une mutilation sanglante, et la sensibilité animale est chez lui si peu développée qu'il souffre à peine des violences dont il est victime.

Dans une alternative aussi grave, dit Fodéré, on ne saurait comparer l'existence frêle et imparfaite d'un fœtus à peine doué de quelque sensibilité physique, ne jouissant d'aucune faculté morale, et qui ne tient encore au monde par aucun lien extérieur, avec l'existence de sa mère, dont les facultés sont développées, qui tient à la Société par de nombreux rapports, et dont la conservation à ce titre est infiniment plus précieuse.

Pour moi, dit M. Velpeau, j'avoue qu'il m'est impossible de mettre en balance la vie précaire d'un fœtus de trois, quatre, cinq ou six mois, qui ne tient encore par aucun lien avec le monde extérieur, avec celle d'une femme adulte que mille rapports sociaux nous engagent à conserver.

M. P. Dubois fait judicieusement remarquer que tous ces arguments, s'adressant au sentiment bien plus qu'à la raison, sont moins propres à convaincre qu'à émouvoir. Le savant Nœgèle nous paraît être le seul qui, dans un écrit fort remarquable, intitulé : *De jure vitæ et necis quod competit medico in partu*, ait envisagé la question sous son véritable point de vue.

La femme, placée dans les conditions que nous nous sommes efforcé de mettre en évidence, peut-elle opter pour l'avortement? Le médecin, a-t-il, dans ce cas, le droit d'exécuter la volonté de la mère? Peut-il, dans l'accomplissement de ce devoir, invoquer l'intérêt de la Société ? Répondre à ces questions, c'est évidemment résoudre le problème que nous nous sommes proposé.

Il est, dit Cicéron, une loi non écrite, mais naturelle : *Quam non didicimus legimus, accipimus; verum ex naturâ ipsâ arripuimus, hausimus, expressimus; ad quam non docti, sed facti; non instituti, esd imbuti sumus; ut si vita nostra in aliquas insidias, si in vim, si in telâ aut latronum aut inimicorum incidisset; omnis honesta ratio esset expediendæ salutis* (Cicero, pro milone). Cette loi suprême, impérieuse, est l'instinct de la conservation, et nous donne le droit de faire tout ce qui est nécessaire à la conservation de notre être. C'est le cas de nécessité.

La femme placée dans la cruelle position de sacrifier sa vie et celle de son enfant, ou de l'immoler à sa propre conservation est bien évidemment dans le cas de nécessité. Ce sont deux naufragés, qui perdus au milieu des flots, se disputent une même planche trop faible, hélas ! pour les sauver tous deux : l'un et l'autre doivent très-probablement périr : qui oserait blâmer celui qui sortira vainqueur de cette lutte homicide ? N'est-ce pas pour ainsi dire un cas légitime de défense, un cas de nécessité ?

Le cas de légitime défense n'existe pas seulement; en effet, lorsque le danger résulte d'une attaque volontaire, raisonnée et dirigée par l'agresseur dans le but bien réfléchi de porter atteinte à notre existence, il suffit que la vie soit compromise pour qu'on ait le droit de se défendre, et s'il n'est d'autre moyen de se garantir des attaques d'un fou furieux, il est permis de le tuer. Le pauvre insensé n'est pourtant pas plus coupable des coups dirigés contre nous, que le fœtus n'est responsable des dangers auxquels il expose sa mère, dangers dont il n'a nullement conscience.

Mais ce droit de vie ou de mort accordé à la mère, peut-il être aussi accordé au médecin ? Cela nous paraît incontestable. La loi naturelle nous donne, en effet, le droit de voler au secours de nos semblables et de défendre leur vie menacée, même en tuant leur agresseur. Peu importe que l'attaque soit l'acte d'un criminel ou d'un maniaque en délire. Et d'ailleurs, l'impossibilité où se trouve la mère de se sauver elle-même, ne rendrait-elle pas complétement illusoire le droit que nous avons reconnu, si elle ne pouvait le transmettre à celui qui seul peut employer les moyens propres à la sauver.

19

'Mais, dit Nœgèle, on pourra nous objecter qu'en sacrifiant ainsi aux intérêts de la mère, le médecin déserte une cause sacrée qui lui était également confiée. Il se fait arbitre de deux existences qu'il a mission de protéger avec une égale sollicitude. Ceux qui raisonnent ainsi, ajoute le même auteur, supposent que les droits du fœtus intra-utérin sont égaux à ceux de la mère : or, la loi civile a fait elle-même, sous ce rapport, une grande différence ; et, bien qu'elle lui accorde certaines prérogatives, elles sont bien inférieures à celles qu'elle donne à l'enfant déjà né. Ainsi, par exemple, celui-ci peut transmettre à ses parents des droits héréditaires, et la même faculté est refusée au fœtus qui n'a pas encore vu le jour. Aux yeux de la loi, ce dernier n'a donc pas encore, dans toute leur intégrité, les droits qu'il aura après sa naissance.

En se soumettant à la volonté de la mère, le médecin obéit au droit naturel. Voyons maintenant s'il défend encore les intérêts de la Société.

Nous rappellerons que la vie si faible, si incertaine d'un enfant qui ne tient au monde que par sa mère, qui n'a encore ni sentiment, ni affection, ni crainte, ni espérance, peut être difficilement mise en balance avec celle d'une jeune femme que mille liens sociaux et religieux attachent à tous ceux qui l'entourent. Si nous ne disons pas avec Ramsbotham, qu'en politique, si ce n'est en morale, nous sommes pleinement justifiés de préférer le fort au faible, l'homme sain à l'homme malade, et par conséquent la mère de famille à l'enfant qui n'est pas encore né, toutes les fois que nous sommes dans la cruelle nécessité de sacrifier l'un pour sauver l'autre, nous invoquerons le plus ancien de tous les principes de morale, la base de toute justice médicale, c'est qu'il faut traiter les malades comme nous traiterions nos parents les plus chers, et qu'il n'est peut-être aucun de nous qui, placé dans cette affreuse alternative, hésiterait à autoriser le sacrifice de l'enfant.

Voulez-vous, dit M. Amédée Latour, trouver un *criterium* sûr de la vérité d'un principe ou d'une opinion ? Cherchez-le dans l'impression intime que ce principe ou cette opinion produit sur la généralité des hommes. Il est de l'essence de la vérité de frapper comme instinctivement les esprits et de les subjuguer, souvent malgré leur résistance. Faites cette expérience que nous avons plusieurs fois répétée nous-même :

Demandez-vous d'abord si, le cas échéant dans votre propre famille et sur les personnes qui vous sont les plus chères, vous auriez un instant d'hésitation ou de doute pour préférer le sacrifice d'un fœtus au sacrifice d'une mère ;

Allez encore plus avant : pénétrez dans vos relations du monde ; interrogez les pères, les maris, les frères sur la conduite à tenir par le médecin en présence d'un péril grave pour la mère ;

Et si, de votre conscience, si du sein de toutes les familles et de tous les cœurs un cri général s'échappe, ce cri historique et sublime : Sauvez la mère ! si, disons-nous, ce consentement univoque n'est pas la solution la plus péremptoire du côté moral de la question de l'avortement provoqué, nous devons reconnaître avec douleur que nous n'avons qu'une idée fausse de ce que c'est que la moralité d'un acte.

Pour nous donc, la question de l'avortement provoqué est une pure question médicale où l'élément moral doit intervenir comme dans tout acte grave accompli par le médecin, et dont la solution doit être demandée aux principes de la loi naturelle, de cette loi qui dirige le couteau cruel, mais bienfaisant du chirurgien.

L'avortement provoqué dans un but médical étant admis en principe, est-il applicable dans l'espèce ?

Aux prises avec cette redoutable affection, les médecins remarquèrent que quand l'avortement spontané venait à survenir ou que le produit de la conception succombait, les vomissements cessaient immédiatement, et dans bon nombre de cas, la guérison s'en suivait. Guidé par cette observation, le médecin anglais, Simmons, en 1813, pratiqua le premier l'avortement dans un cas désespéré de vomissements incoërcibles, il fut bientôt imité. En France, ce fut M. P. Dubois qui eut le premier recours à ce moyen ; ses premiers essais furent malheureux, aucune règle n'était posée, les indications étaient mal connues. Devant l'application d'un moyen aussi grave, les hésitations étaient bien naturelles, aussi opérait-on trop tard, ce fut la cause de l'insuccès.

Jusqu'en 1848, les Traités d'accouchements, les articles de Dictionnaires ne disent rien à ce sujet. A cette époque, M. Dubois, dans une série de remarquables leçons qu'il fit à la Clinique, aborda résolument cette question et conclut en faveur de l'avortement provoqué, dans certains cas déterminés. En 1852, à l'Académie de Médecine, le même professeur, dans une discussion restée célèbre, s'attacha à démontrer l'opportunité de ce moyen. A ce moment, il ne put entraîner la conviction dans l'esprit de tous ses auditeurs, il n'avait dans sa pratique que quatre faits dont un seul avait été couronné de succès. Depuis, les faits se sont groupés en plus grand nombre et permettent d'asseoir une conviction sur une base plus solide.

Nous rapportons les observations que nous avons pu réunir, elles nous fournissent un double enseignement; le moment que l'on a cru opportun pour agir, et les différents moyens qui ont été employés. Il est à regretter que quelques-unes d'entre elles ne soient pas plus détaillées.

Obs. XCII. — Une jeune femme de 24 ans (1) devint enceinte dans les premiers mois qui suivirent son mariage, et avant qu'on pût même soupçonner la grossesse, elle éprouva des nausées et des vomissements que l'on attribua naturellement à une autre cause, particulièrement à une irritation gastrique; elle était alors loin de Paris, et les premiers médecins dont l'assistance fut réclamée, prescrivirent un traitement anti-phlogistique. Un peu plus tard, quelques accidents nerveux s'étant ajoutés à la perturbation des fonctions digestives, on crut à l'existence d'une fièvre typhoïde, et même d'une fièvre pernicieuse.

M. Trousseau, médecin de la famille, ayant été appelé, constata une grossesse, et par conséquent la véritable cause des accidents gastriques, et comme ils avaient déjà paru sérieux, il prescrivit différents moyens qui devaient être successivement employés.

Le mal n'en fit pas moins d'assez rapides progrès, et sous l'influence d'un malaise successif et continu, de la fatigue douloureuse produite par les vomissements, de l'abstinence forcée qui en était le résultat, cette jeune femme, qui était remarquable de fraîcheur et d'embonpoint avant d'être enceinte, fut bientôt réduite à un état de maigreur et de faiblesse alarmant

(1) P. Dubois. Union médicale, 1852.

Ce fut dans cette position fâcheuse que je la trouvai, lorsque je me rendis auprès d'elle avec mon collègue, M. Trousseau.

La malade était sous l'influence d'une fièvre intense et continue, sa figure était profondément altérée, et les vomissements avaient résisté à tous les moyens employés pour les suspendre.

Nous pensâmes, après une discussion sérieuse, devoir proposer la res source extrême de l'avortement.

Les trop justes alarmes de la famille la disposaient à accepter cette chance de guérison.

J'introduisis donc d'abord une bougie, puis une sonde de gomme élastique dans la cavité utérine : un peu de sang s'écoula, et je pensai qu'il conviendrait de ne retirer la sonde qu'à une ou deux heures, dans l'espoir que ce corps étranger provoquerait des contractions utérines ; celles-ci ne se manifestèrent cependant que le quatrième jour, et elles eurent pour résultat, l'expulsion d'un fœtus de huit à neuf semaines.

Rappelé auprès de la malade huit jours après, je fis l'extraction du délivre.

Pendant les deux premiers jours qui suivirent l'introduction de la bougie, et avant la manifestation des douleurs utérines, il y avait encore eu quelques vomissements ; ils cessèrent complétement après l'expulsion du fœtus.

Le rétablissement de cette jeune femme a été prompt, et elle est aujourd'hui parvenue au septième mois d'une nouvelle grossesse qui n'a été troublée par aucun des accidents graves qui avaient compromis la première.

Obs. XCIII. — Le 12 janvier 1850 (1), je fus prié de me joindre à deux de mes confrères, pour donner mon avis sur l'état de Mme B...., qui était mariée depuis peu de mois, et qui vomissait depuis quelque temps tout ce qu'elle ingérait dans l'estomac, avec des efforts inouïs, ce qui l'avait réduite à un état de maigreur et d'angoisse inexprimable. La menstruation était supprimée ; mais au lieu de voir la suppression des règles dans la conception, on l'attribua à l'épuisement de Mme B...., les vomissements avaient été rapportés à certain degré de rétroversion de l'utérus.

(1) Stoltz. Gazette médicale, 1852.

Introduit auprès de la malade, je vis un spectre accroupi sur son lit, elle avait le hoquet et des envies de vomir, c'est-à-dire des soulèvements d'estomac, car elle ne rendait rien, parce qu'elle n'avait rien avalé ; le pouls était misérable et accéléré, et l'amaigrissement tel, que la peau recouvrait presque immédiatement les os.

Je tentai l'exploration vaginale ; la matrice n'était pas sensiblement abaissée ; son col était dirigé en avant, vers la symphise pubienne ; on pouvait cependant l'attirer, sans beaucoup d'efforts, au centre du bassin ; mais il n'y restait pas, il était un peu gonflé et ramolli ; l'orifice était sensiblement plus grand au milieu qu'à ses extrémités ; le corps de l'organe plus lourd et plus volumineux que dans l'état de virginité.

L'existence de la grossesse me paraissant très-probable, je proposai à un de mes confrères un moyen qui, dans la position dangereuse où se trouvait la malade, devait avoir un double résultat favorable dans la double supposition d'une rétroversion ou d'une grossesse. C'était l'introduction d'un cathéter dans la cavité utérine, dans le but de redresser seulement l'organe ou de provoquer l'avortement.

L'opération fut entreprise *le 14*, au matin ; un cathéter droit fut introduit dans le col, après avoir préalablement redressé l'organe ; l'instrument pénétra sans beaucoup de difficultés, et quand on l'eut poussé assez profondément pour imprimer à la matrice le mouvement de bascule nécessaire à son maintien dans l'excavation, on le fixa, au moyen de ligatures, entre les cuisses de la femme ; la sonde fut supportée plusieurs heures, et le lendemain un mieux sensible s'était déclaré : il y avait un peu d'écoulement.

A partir de ce moment, je ne revis plus la malade ; ses médecins ordinaires me dirent, quelques jours après notre dernière consultation, que Mme B.... avait fait un avortement, et que tous les symptômes fâcheux s'étaient dissipés : j'ai appris depuis qu'elle avait eu une nouvelle grossesse et qu'elle était accouchée heureusement.

Obs. XCIV. — Vers le milieu de 1837 (1), la femme dont j'ai parlé (obs. **XXVIII**), eut une nouvelle grossesse, accompagnée des mêmes acci-

(1) Griolet. Union médicale, 1847.

dents ; la malade arriva à un degré de marasme plus avancé, lorsque voyant tous les moyens tentés pour y remédier rester inutiles, me rappelant ce qui s'était passé précédemment, je proposai, *le 20 octobre*, à la malade, à son mari et à sa mère, l'avortement comme seule chance de guérison. Ma proposition ayant été acceptée, je provoquai les contractions de l'utérus au moyen du doigt introduit dans le col. L'expulsion d'un fœtus mort eut lieu, et dès le lendemain, sans aucun remède, cette femme prit de la nourriture ; le rétablissement fut aussi prompt que la première fois.

Obs. XCV et XCVI. — Davis a rapporté deux cas de succès : Dans le premier, la grossesse était arrivée près du septième mois ; l'enfant naquit vivant et mourut deux heures après ; la mère se rétablit parfaitement.

Dans le second cas, le sujet était dans un état cachectique avant sa grossesse ; arrivée au septième mois inclusivement, cette femme était réduite à un état d'émaciation qui faisait craindre une terminaison fâcheuse. On provoqua le travail prématuré, l'enfant fut perdu, mais la mère se rétablit promptement et posséda plus tard une assez bonne santé ; elle accoucha à terme de plusieurs enfants vivants. (Churchill.)

Obs. XCVII. — Je fus prié de voir une malade qui était arrivée au quatrième mois de sa grossesse, et qui souffrait depuis plusieurs semaines de vomissements incessants, de douleurs à l'épigastre et de fièvre. Tous les traitements n'avaient abouti à rien ; je fis la ponction des membranes, et le liquide amniotique s'écoula ; les vomissements cessèrent aussitôt ainsi que la fièvre, quoique le fœtus n'ait été expulsé que plusieurs semaines après. (Robert Lee.)

Obs. XCVIII. — Une dame que je vis au sixième mois de sa grossesse, avait été prise de vomissements violents ; voici les symptômes que j'observai : Vomissements de liquides bilieux, langue chargée, soif vive, point de tension à l'épigastre ni de douleur à la pression ; point de sensibilité anormale de la région de l'utérus ; pouls très-fréquent. Le calomel, de petites doses de sulfate de magnésie furent ordonnés sans succès. En même temps que les vomissements, la malade éprouvait des douleurs violentes dans l'oreille gauche et le côté gauche de la face. *Le 4 juin*, point de diminution dans les symptômes, épuisement considérable, altération de la face, ce qui me fit craindre une mort prochaine; tout était rejeté par l'estomac. Je perforai les membranes avec une sonde à stylet, il s'écoula une grande quantité de liquide amniotique. *Le 6 juin*, le fœtus et le placenta furent expulsés avec une certaine quantité de sang coagulé; les vomissements cessèrent aussitôt, l'estomac supporta un peu de nourriture, et la guérison arriva rapidement. Je n'avais pas douté un seul instant, depuis le commencement, que les vomissements ne fussent causés par l'utérus, quoique je n'aie jamais pu constater de sensibilité anomale de cet organe. Je ne pratiquai l'opération qu'après avoir essayé les autres traitements en usage. (Robert Lee).

Obs. XCIX. — Depuis le cas précédent, j'en ai vu un autre plus sérieux : les forces furent tellement diminuées par suite de vomissements violents qui durèrent six semaines, et mirent la femme dans un état d'amaigrissement et de débilité tel, que je crus fermement qu'elle mourrait bientôt; cependant elle se rétablit complétement et dut la vie à cette opération. (Robert Lee).

Churchill dit que Burns a eu l'occasion de provoquer deux fois, avec succès, l'avortement chez la même femme, pour des vomissements incoërcibles.

Obs. C. — Primipare, 40 ans. Au troisième mois, alors que M. Hergott, de Strasbourg, la vit, intolérance presque absolue des remèdes et des aliments. Tous les moyens ordinaires ayant échoué, malgré des améliorations passagères, et la femme étant dans une prostration extrême, le pouls à 130, la bouche chaude et acide, qui sont les trois phénomèmes essentiels, capables d'inspirer au médecin ce moyen extrême, M. Hergott provoqua l'avortement en introduisant dans le col un petit morceau d'éponge préparée à la ficelle. Des contractions se manifestèrent le soir même, et, trois heures après, un fœtus mâle, de 12 centimètres de long, fut expulsé avec les membranes qui ne présentaient pas d'altération appréciable. La femme perdit fort peu de sang, et il n'y eut qu'un vomissement jusqu'au lendemain. L'oppression pénible et anxieuse des jours précédents disparut; le bouillon, puis les aliments solides furent bien supportés, et cinq jours après l'opération, elle était en pleine convalescence et se levait au bout de treize jours (1).

Le cas suivant, observé par le docteur Bubola, est aussi concluant.

Obs. CI. — Femme de 30 ans, mariée depuis neuf, enceinte pour la cinquième fois, dont deux avortements à trois ou quatre mois. Vomissements opiniâtres, avec douleurs d'estomac au deuxième mois ; rejet des solides et des liquides aussi bien le jour que la nuit. Oppression pénible du creux de l'estomac ; nausées continuelles, et après un mois de souffrance, émaciation générale. Au toucher, développement normal de l'utérus, sans altération de tissu ni de situation. Les opiacés, les anti-spasmodiques sous toutes les formes, le froid à l'épigastre, les bains de siége, la pepsine, la teinture d'iode furent tentés en vain ; seule la potion de Rivière amena une amélioration passagère au début.

L'état s'aggravant de jour en jour — voix presque éteinte, langue rougeâtre, soif continue, pouls petit et fréquent, abaissement de la chaleur du corps, insomnie, agitation, douleur à l'épigastre, météorisme de l'abdomen — le docteur Bubola se décida à provoquer l'avortement après en avoir référé au célèbre accoucheur Pastorello, de Padoue ; mais *le 18 mai*, avant sa réponse, l'avortement eut lieu. Les vomissements diminuèrent le jour même et graduellement jusqu'au cinquième, où il n'y en eut plus qu'un seul. L'usage de la pepsine et des toniques rétablit les forces, et cinquante jours après, cette femme avait repris ses occupations (*Gaz. méd. Venete*, N° 37, 1861).

Obs. CII. — Mᵐᵉ X...., jeune femme de 28 ans, d'une constitution moyenne, d'un tempérament nerveux, devient enceinte pour la troisième fois dans le mois de novembre 1861. Ses deux grossesses précédentes ont suivi régulièrement leur cours, et, si ce n'est quelques nausées ou vomissements insignifiants, elles n'ont offert rien d'anormal. Les règles ont apparu *le 5 novembre*, ont duré trois jours et ne sont plus survenues depuis. Vers la fin de ce mois, Mᵐᵉ X.... a commencé à être atteinte de vomissements, assez éloignés d'abord, puis qui se sont rapprochés, et sont devenus si incessants, qu'on m'a fait appeler.

Je ne constate, chez la malade, aucun mouvement fébrile; la peau a sa température normale; le pouls seul a un peu de fréquence (88 pulsations), mais qui doit être attribué plutôt à un état nerveux qu'à toute autre cause. Le facies est légèrement altéré; la langue est nette et humide, quoique pourtant il y ait assez de soif; l'épigastre est indolore, il y a du météorisme et de la constipation. J'oppose d'abord à ces vomissements la glace *intùs et extrà*, puis la potion de Rivière, modifiée suivant la formule de Hufeland, et je m'attache aussi à combattre la constipation par des lavements miellés ou de sulfate de soude. J'ai le bonheur de voir l'état de Mme X.... s'amender d'une manière notable sous l'influence de cette médication, et je la quitte, tout-à-fait rassuré, *le 23 décembre*. Malheureusement, ce mieux ne persiste pas, et les vomissements reprennent bientôt avec une fréquence et une opiniâtreté désespérantes.

Je mets en usage tous les moyens les mieux indiqués, tels que la poudre de noix vomique associée à la magnésie, la teinture d'iode, la pepsine, les anti-spasmodiques, les opiacés, les injections hypodermiques, les vésicatoires, les pastilles de Vichy, le rhum, la liqueur des Chartreux, les amers, l'extrait de belladone sur le col, qui détermine quelque trouble du côté de la vessie, etc.; tous ces agents échouent, et, dans les premiers jours de février, la situation s'aggrave de plus en plus, rien n'est conservé par l'estomac. La malade est en proie à une agitation et à des angoisses extrêmes; la prostration est des plus considérables. La physionomie altérée et amaigrie comme le reste du corps; la voix s'affaiblit; la langue est rouge et un peu sèche; la soif continue et inextinguible; l'haleine acide; le ventre très-météorisé; le pouls petit et fréquent, à plus de 115.

Je fais part de toutes mes inquiétudes au mari, et je lui déclare que l'avortement me paraît la seule chance de salut pour sa femme : Sauvez la mère, me dit-il, me rappelant ce cri si touchant et si admirable de l'histoire; ma femme est remplie de courage, prête à tout; vous savez, d'ailleurs, que nous avons pleine et entière confiance en vous; agissez comme vous l'entendrez.

Dès lors, mon parti est pris, et une heure après, *le 6 février*, j'introduis dans le col de l'utérus une sonde-bougie, pour rompre les membranes de l'œuf; mais, trente-six heures s'écoulent, et aucun travail ne se déclare. Je substitue, *le 7 au soir*, à la bougie, une éponge préparée. Dans la nuit, Mme X.... éprouve quelques douleurs, et, le lendemain, le toucher fait constater un peu de dilatation de l'orifice utérin; celle-ci n'ayant pas marché suivant mes désirs, et les accidents, poursuivant toujours leur cours, je remets une éponge plus grosse, que j'enduis d'un peu d'extrait de belladone.

Il y avait à peine quatre heures que j'avais placé cette seconde éponge, qu'on me fait chercher en toute hâte, parce que la malade a beaucoup souffert, et qu'elle a perdu un peu de sang. Quelle est mon heureuse surprise, en voulant m'assurer de l'état du travail, de trouver le produit dans le vagin, produit mâle, d'environ trois mois, que j'extrais et qui, par une circonstance des plus heureuses, est suivie, deux heures après, de l'expulsion du placenta. Je remarque que la belladone a produit, chez la malade, un peu de dilatation des pupilles, quelque animation dans les yeux, et assez de sécheresse à la gorge, pour rendre la déglutition plus difficile. Je fais administrer un huitième de lavement avec 25 gouttes de laudanum, pour combattre ces phénomènes, qui tombent bientôt après.

A partir de ce moment, la malade voit cesser, comme par enchantement, ces efforts convulsifs, incessants et si pénibles de l'estomac, ainsi que tout le cortége des accidents qui compromettaient si fort son existence. Quelques cuillerées de bouillon froid qu'on donne d'abord sont conservées; mais on arrive peu à peu à faire ingérer d'autres aliments; le sommeil revient; bref, le rétablissement s'opère graduellement, et Mme X.... échappe à un danger immense (1).

Nous empruntons à la thèse de M. Guéniot la remarquable observation qui suit, elle lui a été communiquée par Mme Callé, sage-femme en chef de la Clinique d'accouchements.

Obs. CIII. — Vomissements incoërcibles guéris par le décollement artificiel d'une partie de l'œuf.

En 1861, Mme Callé fut appelée auprès de Mme X.... qui était entre deux

(1) Caradec. Union médicale, T. XIV, 1862.

mois et demi et trois mois d'une troisième grossesse. Cette dame éprouvait depuis un mois des vomissements opiniâtres, et depuis quinze jours elle ne pouvait supporter ni aliments, ni boissons. Son médecin avait essayé inutilement tous les moyens préconisés en pareil cas. La malade était d'une pâleur et d'une maigreur remarquables ; elle parlait difficilement et faisait continuellement des efforts pour vomir. Le pouls était petit et très-fréquent, la peau était sèche et brûlante, et par moments il y avait de petits frissons. L'utérus avait le volume ordinaire qu'il présente à cette époque de la grossesse, et le toucher ne présentait rien d'anormal.

Appelés en consultation, MM. P. Dubois et Danyau voulurent essayer encore les moyens employés, avant d'avoir recours à l'avortement provoqué. Comme ces remèdes n'avaient aucun résultat, et comme la malade s'affaiblissait de plus en plus, M. Dubois résolut de pratiquer l'avortement.

Après l'introduction deux fois répétée de la sonde utérine pour le décollement de l'œuf, la malade était si fatiguée, que l'on craignait pour sa vie. Elle s'endormit, et à son réveil, elle put prendre, sans le rejeter, un peu d'eau froide, puis un peu de bouillon, et cependant aucun travail ne s'était manifesté du côté de l'utérus. Peu à peu l'alimentation put se faire, et au bout d'un mois, elle alla passer, sans accident, quinze jours à la campagne. Deux jours après son retour, le travail se déclara, et elle avorta d'un œuf entier sur lequel on remarquait les parties qui avaient été décollées, et celles qui étaient restées adhérentes. Ce qu'il y a de remarquable dans cette observation, c'est la cessation des vomissements aussitôt après les tentatives d'avortement, quoique le produit de la conception soit resté encore pendant six semaines dans l'utérus.

Voilà donc douze cas bien authentiques de guérison par avortement provoqué ; quelques-unes de ces observations ne laissent rien à désirer sous le rapport des détails.

Au chapitre des terminaisons, nous avons présenté l'autre côté du tableau en mentionnant les cas de revers.

M. Guéniot a été plus heureux que nous, il a pu réunir trente-deux observations d'avortement provoqué. Les chiffres qu'il invoque sont donnés sans preuves, à l'appui, il nous est donc impossible de nous assurer si toutes les observations, par nous rapportées, figurent dans ce relevé. Voici, du reste, l'analyse qu'il en fait :

Mes observations me fournissent trente-deux cas d'avortement provoqué; vingt et un se sont terminés par la guérison et onze par la mort. Dans les vingt et un cas de guérison, il y a six accouchements provoqués, quatre à sept mois et deux à huit mois. De ces six faits, trois appartiennent à des chirurgiens anglais (Simmons, Merriman et Davis), le quatrième à Lovati, le cinquième à un médecin allemand, et le sixième à Harris.

Dans les quinze cas d'avortement provoqué, suivi de guérison, l'époque de l'opération est signalée neuf fois : elle eut lieu deux fois à neuf ou dix semaines, deux fois à trois mois, deux fois à quatre mois et trois fois entre cinq et six mois. Tous ces cas étaient désespérés, et chose remarquable, dans presque toutes les observations il est dit que les vomissements ont cessé après l'expulsion du fœtus, et plusieurs fois aussitôt après la ponction des membranes. Ainsi, dans la première observation de Robert Lee (1), l'œuf fut ponctionné et vidé, et l'avortement ne se fit que quelques semaines plus tard, et cependant les vomissements cessèrent après la ponction. Dans l'observation de Mme Callé, la cessation des vomissements survint immédiatement après les tentatives d'avortement, quoique celui-ci n'eût effectivement lieu que six semaines plus tard.

Dans les onze cas d'avortement provoqué, terminé par la mort, un eut lieu au huitième mois, c'est celui de Robert Lee (2) dans lequel la femme mourut d'une hémorrhagie par inertie utérine; un autre, sur la fin du septième mois, c'est celui de M. Depaul. L'époque du travail, dans les autres faits, n'est indiqué que six fois, et dans tous elle est comprise entre trois et quatre mois. En lisant les autres observations, il semble que l'époque, quoique non précisée, ait été à peu près la même. Les causes de la mort ont été dans ces dix cas, deux fois l'éclampsie (3), une fois la fièvre puer-

(1) Danyau, Union médicale, 1852.
(2) Clinical midwifery.
(3) Delbet. Thèse. (Paris, 1856).

pérale (4) (quinze jours après), une fois la fièvre purulente, cas dans lequel M. Nélaton fut appelé pour ouvrir un abcès à l'épaule; dans les six autres cas, la femme mourut d'épuisement, et à l'autopsie on ne trouva rien qui pût expliquer la cause des vomissements et de la mort. Un fait important à noter, et qui a été remarqué par plusieurs observateurs, c'est que la ponction de l'œuf ou son décollement sont suivis d'un soulagement immédiat et de la cessation plus ou moins complète des vomissements, même lorsque les femmes succombent dans les vingt-quatre heures. Ainsi, il y a six cas de mort survenus sans cause étrangère, par faiblesse et par épuisement, ce qui a porté plusieurs auteurs à se demander si leur intervention n'avait pas été trop tardive.

Les résultats qui précèdent peuvent être ainsi formulés :

« 1° L'avortement spontané, dans les cas de vomissements incoërcibles, se termine le plus souvent par la guérison, lorsqu'une complication grave, telle, par exemple, que le cancer, ne vient pas s'ajouter à la maladie. 2° L'avortement provoqué, même dans des conditions qui paraissaient très-désavantageuses, a fourni jusqu'ici un certain nombre de succès. Il en est de même de l'accouchement prématuré artificiel. La proportion des guérisons, relativement aux cas de mort, est des deux tiers, c'est-à-dire que, sur trois malades chez lesquelles l'avortement a été provoqué, une est morte et deux ont guéri. (Nous avons compris, dans ce chiffre proportionnel, les faits d'accouchement prématuré artificiel). »

Lors de la mémorable discussion de 1852, le petit nombre de faits que MM. P. Dubois et Danyau pouvaient invoquer s'est singulièrement accru, et s'ils avaient pu, comme nous avons essayé de le faire, analyser trente-deux observations, ils eussent certainement porté la conviction dans bien des esprits, surtout en pouvant démontrer que plus des deux tiers des femmes furent ainsi conservées à leur famille et à la Société.

A quel moment le médecin devra-t-il recourir à ce moyen extrême sans qu'il puisse se reprocher, d'une part, le sacrifice d'une existence qu'il a

(4) P. Dubois. (Malade de M. Guérin), Union médicale, 1852.

mission de protéger; de l'autre, d'avoir compromis la vie de la mère et celle de l'enfant par de trop longues hésitations? Ah! bien cruelle alternative qui jette l'esprit dans d'étranges perplexités, lorsqu'on réfléchit à ces cas, qui paraissaient ne laisser à la malade aucune chance de vie, et qu'on a vu cependant se terminer par le retour à la santé, sans dommage pour la grossesse, sans intervention chirurgicale. Cas très-rares, en effet, et qui ne détruisent en rien les indications de l'avortement provoqué. Ces indications ont été posées par M. P. Dubois, notre maître à tous, avec une précision qui, quoiqu'on en dise, laisse peu de chose à désirer.

La première règle (1), c'est de ne jamais provoquer l'avortement dans les cas de vomissements opiniâtres, lorsque les phénomènes qui caractérisent la dernière période de la maladie se sont manifestés. Ces phénomènes sont un affaiblissement porté au plus haut degré, une céphalalgie continue, un obscurcissement prononcé de la vue, une somnolence comateuse et un certain désordre des facultés intellectuelles.

J'ai à peine besoin de dire qu'à cette première règle, la raison en ajoute une seconde, c'est celle de s'abstenir également, mais par un motif contraire, lorsque les vomissements, quoique violents et répétés, n'ont cependant pas pour résultat le rejet de toutes les substances alimentaires; lorsque la malade, déjà amaigrie et affaiblie, ne l'est pas encore assez pour être obligée de garder le lit; lorsque le malaise et la souffrance n'ont pas encore provoqué une réaction fébrile, intense et continue; lorsqu'enfin les moyens variés et nombreux dont l'expérience a démontré l'efficacité dans quelques cas n'ont pas encore été employés sans succès.

La provocation de l'avortement, dans le premier cas, aurait le grave inconvénient de ne pas sauver les malades, de précipiter peut-être leur fin et de compromettre l'art. Elle aurait, dans le second, le tort non moins grave de sacrifier une grossesse qui aurait pu peut-être parvenir heureusement à son terme.

C'est donc dans la période intermédiaire aux deux précédentes, que l'avortement peut être provoqué, dans cette période que caractérisent:

(1) Union médicale, 1852, p. 162.

4° Des vomissements presque incessants, par lesquels toutes les substances alimentaires, quelque fois même la moindre quantité d'eau pure, sont infailliblement rejetés ; 2° un amaigrissement et une faiblesse qui condamnent la malade au repos le plus absolu ; 3° des syncopes qui résultent des moindres mouvements ou de l'émotion même la plus légère ; 4° une altération profonde des traits ; 5° une réaction fébrile, forte et continue ; 6° une acidité excessive de l'haleine, enfin l'insuccès de toutes les médications qui ont été essayées. Mais dans cette période même, dont la durée est variable, et pendant laquelle apparaissent successivement les phénomènes divers que je viens de rappeler, il faut encore choisir le moment opportun. Ce moment me paraît arrivé lorsque l'impuissance des médications les mieux indiquées ayant été reconnue, on voit la fièvre persister au même degré, et l'affaiblissement et la maigreur de la malade faire des progrès sensibles. L'accoucheur déclare alors la convenance de l'avortement provoqué, laissant à la famille, éclairée et consultée par lui, le soin de décider en dernier ressort.

Nous nous rallions complétement à ces sages préceptes.

C'est donc en présence des symptômes graves de cette seconde période, après avoir épuisé inutilement les ressources de la thérapeutique, après s'être éclairé des conseils de ses confrères, que le médecin *peut et doit*, avec l'assentiment de la famille et de la malade, recourir à cette chance ultime de salut, l'avortement provoqué.

La provocation de l'avortement étant décidée, on devra immédiatement employer, pour arriver à ce but, les moyens les plus prompts et les plus sûrs. Il n'entre pas dans notre sujet, de décrire les divers procédés, de faire connaître les instruments plus ou moins ingénieux qui ont été préconisés pour arriver à ce résultat. Il en est un, d'un effet assuré et constant qui, à notre avis, doit être préféré par le médecin dans le cas qui nous occupe, c'est la ponction directe de l'œuf, suivie de l'application de l'éponge préparée.

La malade doit être placée dans la position prescrite pour les opérations obstétricales ; sur l'index de la main gauche, le chirurgien conduit jusque dans le col une sonde-bougie, une sonde utérine, ou mieux un petit trocart recourbé. Arrivé sur les membranes, on fait pénétrer l'instrument dans l'œuf ; on sent que l'opération est conduite à bonne fin par la sensation d'un défaut de résistance et par l'écoulement d'une certaine quantité de liquide amniotique. Cette opération suffit seule pour amener des contractions utérines et déterminer l'expulsion du fœtus. Quoique la ponction de l'œuf soit suivie de la cessation presque immédiate des vomissements, nous croyons qu'il sera bon de hâter la sortie du produit de conception en dilatant et ramollissant le col au moyen de l'éponge préparée.

Cette introduction est rendue facile à l'aide d'un speculum plein qui embrasse le col; puis, au moyen d'une pince à polype portant une éponge préparée, taillée en cône, épaisse de deux centimètres à sa base, et longue de cinq à six centimètres, préalablement enduite d'un corps gras et munie à sa base d'un ruban qui peut en permettre l'extraction, on pousse lentement ce cône dans le col jusqu'à ce que sa base ait disparu dernière la saillie des lèvres; de cette manière l'on est certain d'avoir dépassé l'orifice interne. On ferme ensuite les parties à l'aide d'un bandage en T, et le succès de l'opération ne se fait pas longtemps attendre.

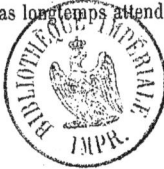

FIN.

TABLE DES MATIÈRES.

FIN.

St-Brieuc, Imp. Guyon Francisque.

www.ingramcontent.com/pod-product-compliance
Lightning Source LLC
Chambersburg PA
CBHW050122210326
41519CB00015BA/4063